JN220604

薬のやめどき

長尾和宏

プロローグ

アクセルだけがあって、ブレーキのない車に乗りますか？

薬にはメリットとデメリットがある。

そして、その境界線は人によって異なるし、年齢によっても異なる。当初はメリットが上回っていても、ある時点からデメリットのほうが大きくなれば、「薬はやめたほうがいい」と判断するのは当然である。

たとえば上の血圧が100しかない人が降圧剤を飲めば、血圧はさらに下がりふらふらして転倒するだろう。そんな人は、これを機会に中止したほうがいいはずだ。あるいは、降圧剤だけでも数種類、そして合計20種類もの薬を飲んでいる超多剤投与の人も、今すぐにでも減薬を検討すべきであろう。

しかし現実はそう単純にいかない場合がある。

——病院で11年、人情の町・尼崎で開業し町医者になって21年。あわせて30年以上医者をやってきて、私が患者さんに一番言ってきたことは、「治療のやめどき」に関することであったような気がする。

そもそも現代医療は、**治療を「始める」ことしか考えていない。**

高血圧のお薬を始めましょう、抗がん剤治療を始めましょう、胃ろうを始めましょう、人工透析を始めましょう……。

始めるのはいいとして、こうした治療をいつかは「やめる」ということはまったく想定していないのが、これまでの医療であった。

喩(たと)えればそれは、アクセルだけがあってブレーキがない車のようなものだ。

ある病院で末期がんの患者さんが死ぬ瞬間、いや死んだあとも抗がん剤の点滴がポタポタ落ちているのを見たときに本気でそう思った。

これは医療に限ったことではない。

人間は、何かを新しく始めることが大好きだ。始める瞬間のときめきこそが生きている証と感じるのかもしれない。

しかし、人間の営みの多くには「やめどき」が存在すると私は考える。なにも自分からやめなくても、死んだら終わるじゃないか、と言う人もいるだろう。万事それでいいならば、他人がとやかく言うことではないのかもしれない。

しかし死ぬ間際まで主治医の言いなりで治療を受けていても、意味がないどころか、その人を最も苦しめている毒物を点滴されている患者さんを見てしまうと、医者の端くれとして黙っていられなくなる。

「始めます」と言うのは、とても簡単だが、「やめる」と言うのは、とても難しい！　尼崎の商店街を歩いていても「冷やし中華始めました」と書かれたポスターは夏の初めに至る所に見かける。しかし夏の終わりに「冷やし中華終わりました」というポスターを掲げている店は見たことがない。人間の心理も、このラーメン屋の軒先と非常に似ていて、何かを始めたことは周囲に触れて回りたがる。しかしやめることにはどこか後ろめたさもあり、あまり大きな声で言いたくないことが多い。

結婚するときは大々的に発表しても、離婚のときはコッソリ別れる芸能人も同じような心理なのだろうか。

特に勤勉な日本人は、一度始めたことならば、一生続けることが正しい道だと信じて疑わない人が多い。「石の上にも三年」「牛の歩みも千里」「待てば海路の日和あり」など、続けていればいいことあるさ、という意味の諺がやたらと多い。

元来、何事においてもコツコツ真面目に続けることは日本人の美徳である。コツコツ続けている自分のことも大好きだったりする。


しかし人間、「やめどき」を間違えると人生の最終章がかなり大変なことになる。

特に医療においてはよくあることだ。そんな単純なことをみなさんに広く知ってほしくて、この本を書くことにした。

死ぬまで治療を続けることが、無条件に善とは限らない!

引き際の美学という言葉があるが、医療においても正しい「やめどき」を知っている人間だけが、幸せな老後を送っているように思う。

しかし医者からはなかなか、患者さんに「薬をやめましょう」とは言わないものだ。

なぜなら、医者から「そろそろやめましょうか」と言われただけで、突き放されたように感じる人もいるからだ。

また、何かを始めることこそが医療であって、やめる指南をするなんて医者のやることではないと言う人もいる。さらに医療は、言ってみれば患者さんの不幸を飯の種にしている部分があるわけで、自ら患者さんにやめることを提案するのは、商売がヘタなヤツのすることだと考える医者もいる。だからこそ敢えて言いたい。

実際、末期がんの患者さんが**亡くなるその日まで抗がん剤を打っていたり、透析をしているる現実を何人も見てきた。**傍から見ていてもまさに壮絶な最期であった。

「なんで死ぬその日まで抗がん剤を打ったのですか」

と私が訊くと、その医師たちからは、「まさか今日死ぬとは思わなかった」とか、「患者さんが来たからやるだけや」と返ってきた。

最期まで自分が押しつけたその行為が、患者さんの人生の最終章を穏やかでないものにしたかもしれない、死期を早めたのかもしれないという思考回路は、残念ながら多くの医療者にはないようだ。

こうした「やめどき」という発想は、なにも本人や医療者だけの課題ではない。家族の問題も少なくない。たとえば、もはや余命1週間かなという末期がん患者さんのご家族が、「これでウチのお父さん治らないでしょうか。治るのならすぐに始めたいのですが」と、数百万円もする民間療法のパンフレットを握りしめて相談に来られる。

最期の最期までさまざまな治療を続けることが愛だと信じて疑わない家族。そこまで移動させるだけでも命にかかわるかもしれないのに。

そんな家族に、「いやいや、お父さんはもう1週間ももたないやろうから……」と諭すと、「あんた、医者やろ？　医者は治してなんぼやろ？　なんでそんな不吉なことを言うのか」と怒られたことが何度かあった。

誰の目から見てもかなり衰弱している患者さんを、治療のやめどきの存在を知らない（というか考えたくない）ご家族が長時間の移動をさせたり、検査させることがよくある。それでよけいに体力が奪われて、あと1週間くらいは穏やかに過ごせたはずなのに、わずか1日で亡くなられた、なんていうことを何度か経験した。

もちろん、本人が自分の命に〝終わり〟があることさえもあまり考えていないことも多々ある。

ところで、現代日本の医療では「歳だから」も禁句である。年齢でやっていいこととやってはいけないことを決めるのは、年齢差別だと怒られる。事実、医療技術が発達しているので、百歳を超えていても心臓のステント手術を受けて、延命治療の恩恵にあずかれる人がいるからである。

私はよく、人生の最終章の医療の話をするとき、干し柿を喩えに使う。

柿は、時間とともに赤く熟し、食べ頃を過ぎた後からはゆっくりと水分を蒸発させ、**渇きながら小さく萎み、枯れ果てて腐り、やがては土に還っていく。**

人間だって動物だってしょせん、それと同じなのだ。

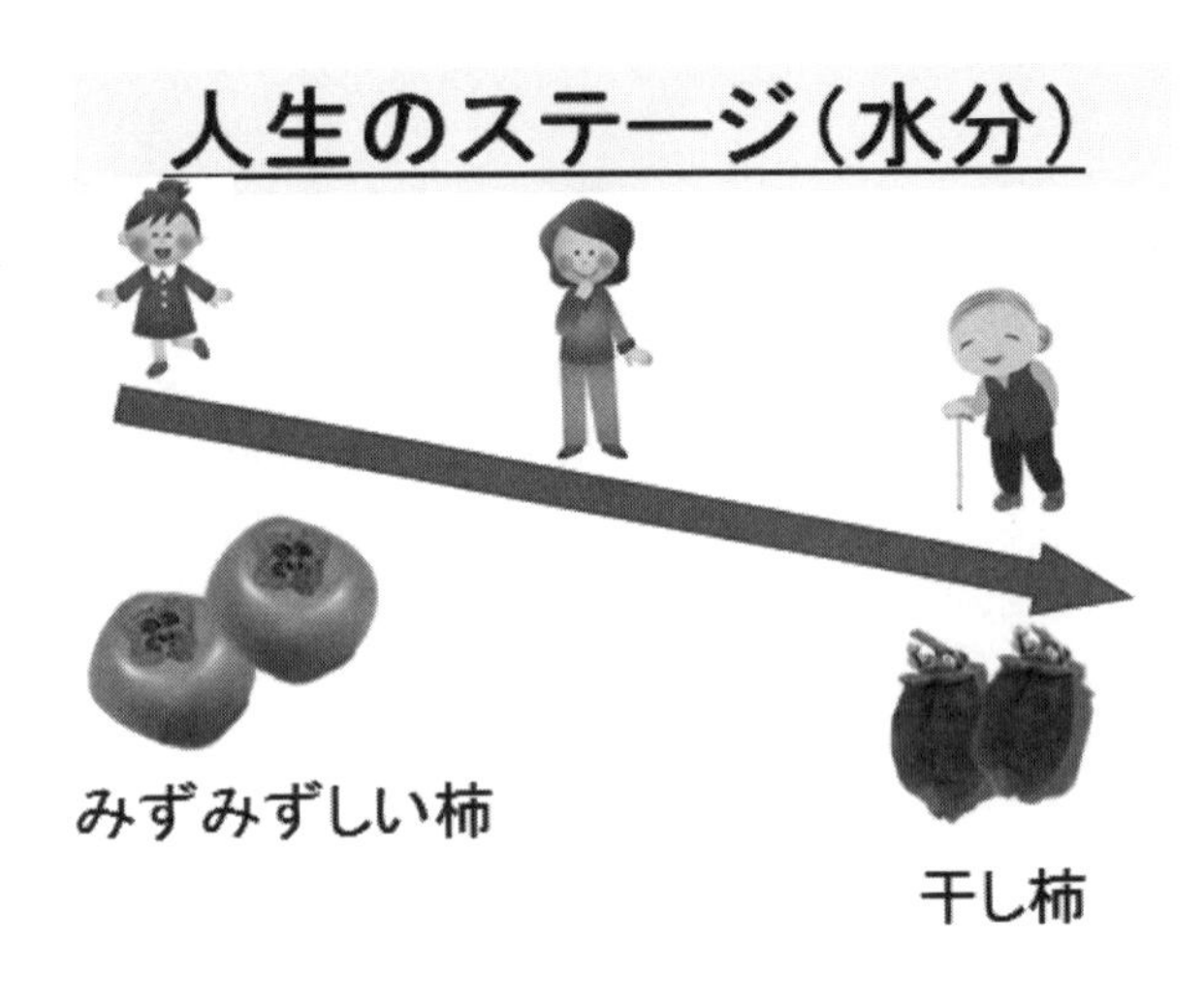
人生のステージ（水分）
みずみずしい柿
干し柿

自然の摂理によって干からびていく肉体に、過剰な水分や栄養を外から入れてしまうとそのバランスが崩れてしまい、かえって苦しませる結果となる。庭の枝から水たまりに落ち、ブヨブヨと腐敗した無残な柿を見たことがあるだろう。在宅で自然に枯れゆくように亡くなったご遺体と、平穏死を知らず病院で亡くなったご遺体は、体重差が10kgもあるとも言われる。その差は葬儀屋さんが一番知っている。

最期の10日間に行う点滴を考えてみよう。点滴の「やめどき」を考えずに、最期まで1日2ℓの点滴を続けるのと、ほぼゼロに「絞る」のでは大違いだ。合計20ℓもの水が入るか入らないかが、ご遺体の体重差10kg以上という結果になるのだ。つまりやめどきを知らないと、体内は過剰な水分を受け止めきれず、病院の**ベッドの上にいながら溺れて死ぬ**ことになる。溺死は非常に苦しいものだ。

しかし、病院の多くの医師は点滴のやめどきを意識しない。だから1日2ℓの点滴をやめないまま、酸素吸入が導入される。しかし、多量の水分を入れ続けているため、呼吸苦は改善せず、患者さんは心不全と肺水腫のため、さらに咳や痰で息が苦しくなる。意識が朦朧とした状態で、酸素マスクを外そうとする。その手を縛りつけると、今度は大声を出して暴れる。仕方がないので麻酔薬で眠らせることになる。

ある病院では、約半数の患者さんに麻酔をかけて見送るという。その病院から勉強に来た研修医は、その麻酔薬の種類や量にしか興味がなかった。上司も同じだという。**一方、自宅での平穏死には、管も酸素も麻酔も何もない。なぜか？　1日2ℓの点滴の〝やめどき〟があることを、在宅医も訪問看護師も家族もよく知っているからだ。**

なにも水分の話だけではない。

人生はある年齢を過ぎたのなら、背負っているもの、抱えているものをひとつずつやめていったほうが豊かな生活を送れる。まさに断捨離である。その結果、身も心も軽くなって、より快適な老後を過ごすことができる。

私は終末期に関する本を多数書いているので、「やめどき」と言うと、「死ぬ人には薬も治療も必要ないというのか」と勘違いする人がいるが、そんな瑣末な話ではない。**今回書いていることは、終末期だけの話ではなく、人生の下り坂、50～60代からよく考えておくべき「薬のやめどき学」だ。**

「やめどき学」とは、私の造語である。

やめどきを間違えると、どんなにいい人生であっても後悔が残るだろう。

舛添要一さんは、都知事のやめどきを間違えた。ナベツネも、野球チームオーナーのやめどきを間違えた。一方、桂歌丸さんは、『笑点』を良い潮時でやめられた。ＡＫＢ48だって、やめどきを間違えなかった女の子だけが、今も上手に芸能界を生きているように思う。

さらに言えば、天皇陛下だって——。

やめどきを過ぎても、漫然と続けているからこそ、かえって人生は苦しく辛いものになるのでは、と考えてみてはどうか。しかしそんな極めて単純な事実に、プロでさえ気がつかないことがある。いや、プロだからこそ気がつかないのかもしれない。**素人の直感のほうが正しいことはよくある。**

本書は、私が医者人生でさまざまな患者さんをはじめ、多くの諸先輩方との出会いから学んだ、**「薬のやめどき学」**の書である。

２０１６年の終わりに　長尾和宏

目次

第2章 薬をやめて体調が良くなる、元気になる人がたくさんいる！……125

第1章

今、あなたが飲んでいる薬のやめどき

薬はいつ、どうやってやめればいいのだろう？

「薬の副作用だの多剤投与の問題点だの、医療界と製薬業界の癒着だの、週刊誌に書かれている内容が、ある程度本当だとは思う。薬には『やめどき』があるのもなんとなく理解できる。じゃあ、具体的にどうやって薬をやめればいいの？」

そんなみなさんの声が聞こえてくるようだ。

最初に述べておきたいのは、「やめる」という言葉を、「多剤投与からの減薬」と「ある特定の薬をやめる」ことに分けて考えてほしいということ。また、「減らすこと」と「やめること」も分けて考えてほしいという2点である。

そして冒頭でも述べたが、**常にかかりつけ医か主治医とよく相談しながら試みることだ。自己判断で勝手に行うと危険な場合が少なくない。**

必ず薬を処方している医師と納得いくまで十分に相談する。

相談するときのコツは、複数処方されている薬に優先順位をつけてもらうことだ。つまり、たくさん薬が出ているのは、いくつもの病気が重なっているからだろう。しかし歳を取るほどに病気が増えるのは当たり前のことだ。その中で何を優先するのかをお医者さんと相談するのである。そのうえで、薬が仮に10種類あったら、ここにも優先順位をつけて、順位の低いものからやめていこうという考え方だ。

たとえば、がんがあって糖尿病があって認知症があるというとき、どれを一番注意すべきか優先順位をつける作業から始めよう。がんと闘って良くなっているのであれば、がんが最優先になるだろうが、**病状によって優先順位は常に変動する。医療の現場では、薬の優先順位が翌日に変わることは稀ではなく日常だ。**病気と薬に優先順位をつける作業は、医師との相談でないとできない。高血圧、糖尿、コレステロール、尿酸、認知症、腰痛という病名がついた患者さんがいたとしても、病状はひとつひとつ違うし、日々変動もする。だから薬の優先順位も画一的には決められない。あるいは医師から見てその患者さんにとって必要な薬と、患者さんから見て必要な薬が大きく異なることは決して稀ではなく、まさに十分な話し合いが必要だ。

また、嫌な話だが、残された余命にもかかわる。余命1年と判断されたなら、それなりの管理が必要だが、余命1カ月（末期がんの平均在宅期間は1カ月～1カ月半）であれば、緩和医療の薬を中心にぐっと絞り込む必要がある。また余命1週間なら、さらに必要最小限にすべきだが、そもそも口から飲めるかどうか怪しくなる時期だ。だから「これはやめてもいいでしょう」と言える薬も、状況によってずいぶん違ってくる。

そもそも**薬を使う目的とは「長生きをさせること」**である。

したがって「命に直結する薬」は安易に外せない。これがないと突然死する可能性があるという薬ほど優先順位が高くなる。また「ＱＯＬが良くなる薬」も侮れない。**人生の最終段階においては、長生きよりも緩和薬のほうが大切になる場面がある。**緩和薬でＱＯＬを改善すると長生きすることもわかっている。またビタミン剤や薬局で売られているような胃腸薬は、優先度としては最低ランクになる。

「命に直結する薬」とは、たとえば降圧剤や心房細動に対する抗凝固薬だ。20～30代で血圧が１６０mmHgある人なら、薬を飲まないと危険だ。しかし80歳で１６０だったら、放っておいても大丈夫かもしれない。

狭心症や心筋梗塞などの治療で冠動脈にステントが入っている人なら、血小板の働きを抑え血栓ができるのを防ぐクロピドグレル（商品名：プラビックス）やアスピリン（商品名：バイアスピリン）、心房細動のある人なら抗凝固剤のアピキサバン（商品名：エリキュース）とか、ダビガトラン（商品名：プラザキサ）は「命に直結する薬」だ。QOLを上げる薬とは、睡眠薬や安定剤、逆流性食道炎に対するPPI（プロトンポンプ阻害薬）など。よく使われているけれども、なくても死なない。しかし中には、それがないと死ぬほど辛いという薬もある。

QOLの改善度は人によって異なる。副作用のリスクだけでなく、長期的な安全性も、効果と比較して考えることになる。有名女優さんがテレビで宣伝している頻尿改善薬、ソリフェナシン（商品名：ベシケア）などは、夜中6回トイレに行っていた人が5回に減る。果たしてこの効果をどう捉えるかは、人によって違う。

ある程度年齢がいけば、あるいは状態が悪くなれば、家の近くに「かかりつけ医」をもつべきだと、私はずっと推奨してきた。病院の専門医と、身近なかかりつけ医の併診が望ましい。「薬をやめたい。減らしたい」と相談するのは長年通って家族や生活を知っている、身近なかかりつけ医のほうが適していると思う。判断が難しい場合は、かかりつけ医が「患者さんの希望もあり、この薬を中止してはどうでしょうか？」と病院の専門医にFAXで問い合わせることもある。専門医からは「それならばやめてもいい」とか「いや続けたほうがいい」などと返ってくる。面倒くさいけれど間違いがない方法である。また**薬局も、「かかりつけ薬局」を決めて一元化しておくべき**だ。

強調したいのは、**減薬や中止の言い出しっぺは患者さん側からで全然いい！**ということ。ここが一番大事なところである。もちろん家族の同意を得てほしい。本人と家族の意見が異なるときは、我々も困るケースである。しかし、患者さん側から言い出さない限り、開業医も専門医も、なかなか薬を減らしたりやめたりしないことを知っておいてほしい。

いずれにしても、やめるきっかけは患者さん、あるいは家族だ。そのためには、患者さんやその家族は本書のような薬に関する情報を集めておくべきだ。

本書では、多くの高齢者が日常的によく飲んでいる10種類の薬＋αについて、「やめどき」と、薬を中止するタイミングについて具体的に述べていく。

ここでまず、「薬のやめ方7原則」を提唱しておきたい。何があってもこの原則をベースにしてほしい。

次の7原則を守りながら、そしてそれぞれの薬がパターン「A」「B」「C」のどれに当てはまるのか、以下の各論を読んでほしい。

～薬のやめ方7原則～

1　自分で勝手にやめない
2　納得するまで医師と相談する
3　副作用や不具合が出たらすぐに相談する
4　できるだけ〝かかりつけ医〟に一元化する
5　まずは6種類以上の多剤投薬から脱却する
6　いきなりではなく、徐々に減らしながらやめる
7　やめて不都合が起きれば、主治医に相談のうえ一旦元に戻す

さらに、やめるパターンには以下の3つのパターンがあるので、その薬はどのパターンなのかを最初に見極めておくことが大切だ。

パターンA　自己決定型　時系列の中で患者側が決める（例：抗がん剤）

パターンB　依存脱却型　徐々に減らしながらやめる（例：精神安定剤や睡眠薬）

パターンC　理論型　意味がないか、薬効より副作用が大きい（例：抗認知症薬　生活習慣病治療薬）

では、次頁より各論を述べていこう。

薬のやめどき「降圧剤」（パターンC）

◉降圧剤を使う理由

我が国に高血圧患者がどれくらいいるかご存知だろうか？　なんとその数、４０００万人と言われている。日本の人口が１億２０００万人で若年層にはあまり高血圧症が存在しないことを考えると、３人にひとりが高血圧症の烙印を押されていることになる。70代以上に限るならば、ふたりにひとりということだ。

現在、我が国の高血圧学会の治療ガイドラインは次の目標数値を掲げている。

> ◆前期高齢者（65歳以上75歳未満）：上の血圧１４０、下の血圧90
> 　＊但し、合併症のある人は　上の血圧１３５、下の血圧85
> ◆後期高齢者（75歳以上）：上の血圧１５０、下の血圧90

血圧は加齢に伴って徐々に高くなっていく。生物学的にもそれは自然なことだ。しかし

40歳代で血圧160なら、たとえ無症状でも立派な病気である。なぜなら後で重大な脳や心臓の血管合併症で困ったことが起きる確率が高いからだ。

ではどれくらいになれば、降圧剤を使うべきなのか。これは医学会が定めた基準がある。よく「厳しすぎる」という批判があるが、目的にもよる。つまり高血圧症による犠牲者をより少なくしようとするほど基準が厳しくなる。反対に、ある程度の犠牲を容認してもいいのであれば当然基準は緩くなる。そうなると実は正解は意外に難しいというか、どういう立場でものを言うかでかなり違ってくる。

道路交通法の速度規定に喩えてみよう。本気で死亡事故ゼロを目指すのであれば、幹線道路も最高速度を40キロにすればある程度実現するだろうが、効率が悪くなり、現実的ではないだろう。我がクリニックに近い阪神高速道路は立派な高速道路であるが、最高速度は一般の国道と同じ60キロだ。しかしドイツのアウトバーンの制限速度は100キロ以上だ。同じ高速道路であっても、リスクをどこまで容認するかで制限値や推奨値は大きく異なってくる。心筋梗塞や脳梗塞をとにかく少なくするという考えに立てば厳しいほど良いとなり、製薬会社の市場は大きくなる。

さらに基準は厳しいほど良いのか、いや厳しすぎると良くないのか、という命題もある。

いわゆる**「Jカーブ現象」**が存在するかどうかが長く議論されてきた。一昔前（現在も?）は、「血圧は低ければ低いほどいい。低すぎて悪いことは何もない！」と刷り込まれた時代があった。しかし現在は**「やはりその人に適切な血圧というものがあり、特に高齢者においては過度な降圧は明らかに有害である」**という考えに変わってきた。

◉高血圧症以外のリスクはどうか？

一口に高血圧症といっても、年齢、そして合併症や既往症があるかないかで評価がかなり異なることも是非とも知っておいて頂きたい。週刊誌の記事は、こうした大原則をすべてすっ飛ばして書いているので、各界から問題視されるのは当然だろう。

たとえば糖尿病や腎機能障害もあって血圧が高いという人と、他に合併症がなくて、ただ血圧だけが高い人では考え方がまったく違ってくる。あるいはすでに心筋梗塞や脳梗塞を起こした人ほど厳格な管理が必要となる。

つまり若ければ若いほど、そして合併症や既往症が多いほどハイリスクなので、降圧基準は厳しくなることだけは覚えていてほしい。また180以上の重症高血圧の人や1日の中での血圧の変動幅が大きい人、特に早朝高血圧や仮面高血圧といわれている人は慎重に考えるべきだ。もし自己判断で勝手に薬をやめたら、血圧が急上昇してトラブルが起きる可能性がある。だから、**ハイリスクの人は当面は飲み続けるしかない**という理屈に一応はなっているが、**いつか終わりがあるのか、それとも一生ないのか**については医学会としても明確な答えはなく、「本当のところはよくわからない」のが現状であると言っていいだろう。

血圧を下げたほうが脳梗塞や心筋梗塞が減るというデータはたくさんあり、それが降圧剤の根拠になっているが、そもそもこれらのデータの調査対象は60歳〜80歳代まで。90歳代以降の人の臨床研究データはない。実は80歳代になると、自然に血圧は徐々に下がってくる人が多い。

しかし現実には、90歳代になり血圧が下がってきても、降圧剤を2〜3種類飲んでいる人がたくさんいる。確かにそれで血圧が130と正常を保っている。でも果たして、どれほどの意味があるのだろうか？　副作用は大丈夫だろうか？　と心配になる。

それが必要かどうか検討されないまま、漫然と降圧剤を飲み続けている人がいる。そもそも、平均寿命を超えても降圧剤を使うのだろうか。90歳以上ならもう十分長生きしているし、高血圧というより寿命の要素のほうが大きいのではないだろうか。あるいは、薬より生活習慣のほうが大きいのではないか。そんな考えに至り、最近『医者通いせずに90歳まで元気で生きる人の7つの習慣』（KKベストセラーズ）という本を書いたばかりである。

◉高齢者の降圧目標は？

実は高齢者の血圧の最適値について世界的にもまだ十分なコンセンサスが得られていない。最近の論文では、75歳以上でも120未満にすることが有益であると米国から報告されている（SPRINT試験サブ解析）。

しかし一方、それを否定する報告も出て「米国における75歳以上の高齢者における治療目標は大きく変更する必要がある」と報告している。それに対して大阪大学の老年・総合内科学教授で日本老年医学会理事長である楽木（らくぎ）宏実先生は、このSPRINT試験の結果を受けて、**「120未満という米国の降圧目標を日本の診察室血圧にそのまま当てはめると過剰降圧を来して有害事象を増やす恐れがある」との注意喚起をしている。**

さらに最近、**「糖尿病患者の血圧を120／80未満に下げると死亡率が上がる」**という論文が発表された（Hypertension 2016.68:71-77)。かつては糖尿病の人はそうでない人より血圧を下げたほうがいい、低ければ低いほどいい、が言わば常識であった。しかしそれと真反対の論文が高血圧専門の医学雑誌に発表されたのだ。まさに降圧剤には「やめどき」があることのひとつの基準を示している。降圧剤を投与する目的は、脳や心臓の血管トラブルを起こさないためであるが、**その前に転倒→骨折で寝たきり→認知症進行となってしまっては何をやっているのかわからない。**まさに本末転倒だ。

読者のみなさんは「え？　やめどきがあるかどうか、そんなこともまだわかっていないの？」と思うだろう。しかし前述したように本当に「わかっていない」のだ。

世界一の長寿国である日本は、人類史上誰も経験したことがない長寿化と高齢化がまだまだ続くので、比較すべき国際データもないのだ。**しかし後期高齢者における過度な降圧は、リスクを増やす点だけは間違いないようだ。**

◉血圧メモリー

STAR CAST試験というものがある。脳卒中を発症しやすい高血圧自然発症ラットに1年間、ACE／ARBないしカルシウム拮抗剤を投与して中止するという、大変珍しい中止実験でもある。すると中止してもしばらく、血圧は上がらないという結果だった。人の場合ではARB群では数カ月後から少し上がり出すという。いずれにせよ一定期間降圧剤で適正な降圧をしておくと中止した後もいい、という結果である。

あるいは、オランダの研究では新生児期に食塩制限をした赤ちゃんは将来、高血圧になりにくい。大人になってから塩分制限をするよりずっと高い効果があることがわかっている。塩分の記憶が腎臓の小血管の中にあることも解明されている。これは少々難しい概念であるが、**「臓器の記憶とエピゲノム制御」**という言葉で説明されている。

慶応大学の伊藤裕（ひろし）先生はこうした臓器の記憶を利用した医療を「時空医療」と呼んでいる。そして早期に介入したほうが後がいいことが続々と解明されつつある。今後の医療は先制パンチと同じように「先制医療」の時代であると言われ始めている。

勉強でもスポーツでも、若い頃の貯金は老人になってからでも少しは残っていることを想像してほしい。そして臓器の記憶を操作する治療やその最適なタイミングがどこなのかを探す研究が行われている。いずれにせよ、働き盛りにしっかり血圧をコントロールしてきた人ほど、**血圧メモリー**という貯金があるので降圧剤のやめどき探しが容易になるのではと私は考えている。**「降圧剤からの早期リタイア」**を目指すために、若い頃はしっかり必要な治療をしたほうがいいという話である。週刊誌の医療批判記事はこのあたりの大事なことを全部、すっ飛ばしているので、本当はやめてはいけない人にまで誤解を与えている可能性がある。

◉降圧剤とQOL

これは私の経験知でしかないが、仕事がバリバリできる人の多くは、血圧が少し高めである。社長さん、政治家、芸能人……テンションが高いことと高血圧は決して無関係ではない。仕事の絶頂期というのは、少し高い血圧が下支えをしているという一面もあるのではないだろうか。しかし高齢者に限らず、降圧剤で血圧を下げることで、意欲低下や転倒しやすいなどのマイナス面も出てくる。

『週刊現代』誌上で私は、後期高齢者への過剰な降圧剤使用に反対してこう述べた。

「降圧剤は副作用がないといわれていますが、血圧を下げるということは生命力を下げるということ。仕事や生活の意欲が低下したり、性欲が減退したりするなど、特に高齢者においては生活の質にかかわることもあります。薬を飲み続けていると、血圧は下がったけど、うつ病のようになってしまったという人もいる。これでは逆に寿命を縮めてしまいます」

実は**降圧剤の副作用を認知症と間違われる**こともある。過度な降圧でぼーっとして認知症と誤診されて、抗認知症薬まで処方されたケースを見たことがある。

かなり前の話だが、ＱＯＬ／ＰＲＯ研究会が降圧剤について大切な報告をしていた。萬代（まんだい）隆先生という国立循環器病研究センターの先生が会長で、あの日野原重明先生が元名誉会長である立派な研究会である。以前この学会が、降圧剤の副作用について大々的な調査結果の発表をした。**降圧剤により意欲や元気がなくなる、ＥＤ傾向になる、浮腫むなど降圧剤の副作用は意外に多い**という内容であった。しかし、そうした薬に関するネガティブな情報はメジャーになることはほとんどない。ちなみに降圧剤の潜在的な市場規模は１兆円。

真面目な患者さんが、毎日毎日、何十年も、死ぬまでコツコツと薬を飲み続けることで、この１兆円市場が成り立っているわけである。

降圧剤のやめどきはここだ！

＊ 90 歳以上で血圧が 120 未満になったとき

＊ 75 歳以上で糖尿病があり血圧が 120 未満になったとき

＊上の血圧が 100 を切ることがときどき出てきたとき

＊排尿後や食後に低血圧になりふらついて転ぶとき

＊抗認知症薬との併用をして低血圧でふらつくとき

＊浮腫（むく）みや徐脈などの副作用が目立つとき

＊食事量が減り、嚥下（えんげ）が難しくなったとき

薬のやめどき「糖尿病の薬」（パターンC）

糖尿病患者さんが増えている原因のひとつは高齢化だ。

年を取るほどに膵臓のβ細胞が疲弊し、血糖の上昇に呼応してインスリンを出す力が弱まる。町医者として同じ患者さんを10年、20年と診ていると、肥満や生活習慣の乱れがなくても、年々血糖値が上昇して気がついたら糖尿病になっていたという人が多くおられる。もちろん食事や運動を見直すが、薬を希望される方も多い。しかし薬には大きな落とし穴もある。特に高齢者の血糖管理にはいくつもの落とし穴がある。

糖尿病には1型と2型がある。1型は膵臓のβ細胞が壊れてインスリンがまったく出ないのでインスリン注射が欠かせない病態。

一方、2型は生活習慣の乱れからインスリン分泌が低下したり、効きが悪くなる病態である。現在、糖尿病の治療に使われているお薬は大ざっぱに分けて、飲み薬が7種類とインスリン注射薬など合計8種類ほどある。それぞれに特徴があり、その人の糖尿病の病態や重症度に応じて使い分けたり、2～5系統の薬が併用されることも少なくない。糖尿病の飲み薬はⒶ**「インスリンの効きを良くする薬」**、Ⓑ**「インスリンの分泌を促す薬」**、Ⓒ**「糖の吸収や排出を調節する薬」**の3つに大別される。Ⓐは、痩せの糖尿病、Ⓑは、肥満の糖尿病、Ⓒは、早食いの糖尿病をイメージすると、分かりやすいかもしれない。

Ⓐ「インスリンの効き方を良くする薬」の代表は、主に肝臓に作用するビグアナイド系と、主に脂肪組織に作用するチアゾリジン系がある。

一方、Ⓑ「インスリンの分泌を促す薬」には、速効型インスリン分泌促進薬やスルホニル尿素剤（SU剤）やDPP-4阻害薬などがある。速効型インスリン分泌促進薬はすぐに効いて効果もすぐに消えるので食後血糖が高い人に適している。低血糖は起こしにくいが1日3回食前に飲むのが難しい人もいる。SU剤は膵臓に働いてインスリン分泌を促進するが、低血糖を起こしやすいタイプなので、高齢者にはなるべく避けたい。

国内で400万人近くの人に処方されている**DPP-4阻害薬**は人気ナンバーワンの薬。食後に小腸からブドウ糖が吸収されると、サインが出てインスリンが分泌されるが、そのサインを強める薬である。作用機序が生理的なので低血糖が起こりにくいのが最大の利点である。1日1回タイプが主流だが2回タイプもある。また最近は、週に1回だけ服用すればいいという便利な薬も登場し、服薬管理ができない在宅患者さんに特に適している。

そして©の「糖の吸収や排出を調節する薬」として**αグルコシダーゼ阻害薬**（α－GI）がある。これは小腸からのブドウ糖の吸収を遅らせて食後の急激な血糖上昇を抑える薬である。また2014年に発売された**SGLT2阻害薬**がある。これは血液中の糖分を尿へと排出を促す薬で、「痩せる糖尿病薬」として大きな注目を集めている。ただし尿中の糖分が増えるので、尿路感染症にかかりやすくなるという心配があり、特に高齢者では脱水が懸念される。従って、比較的若くて体力があり肥満傾向の人に選択される薬剤である。

そして最後に**インスリン製剤**がある。これも24時間効いている持効型から、3～4時間ほどで効果が消える超速効型、そして速効型と中間型などをさまざまな割合で混ぜた混合製剤など、多種多様のインスリンが発売されている。思い起こせば、私が医者になったときには3系統しかなかった薬が、現在は7～8系統にまで増えた。ひとりひとりの病態に対応できるよう治療の幅が広がったことは糖尿病学の大きな進歩である。しかし糖尿病と診断され2～5系統もの血糖降下薬を飲んでいる人は決して珍しくない。あるいは**飲み薬**

と持効型インスリンを併用している（Basal Supported Oral Therapy　BOTという）人もたくさんいる。すなわち7～8種類ある糖尿病薬の複数処方が常態化している。

そして私が一番気にする副作用はなんといっても低血糖だ。**これを繰り返すと認知症になりやすい。**また意識レベルが低下して転倒すれば命にかかわることになる。

糖尿病の薬を飲んでいる人は、自分が飲んでいる薬が7～8系統のどこに分類されている薬なのか、そしてどんな副作用があるのかをよく知っておく必要がある。医者任せのまま漫然と飲んでいては、そのうちに低血糖で痛い目に遭うかもしれない。

そして糖尿病薬はやめどき以前に、種類を減らすことから考えないといけない。糖尿病治療においてもあくまで薬は最終手段である。やはり食事療法と運動療法が優先する。

◉緩和された高齢者の血糖値の管理目標

従来、過去1カ月の血糖値の平均点に相当するＨｂＡ１ｃの目標値は、若い人も高齢者も一律6・5％以下だった。

しかし２０１6年6月、日本糖尿病学会と日本老年医学会は「高齢者の血糖コントロール目標」を発表した。それによると元気な高齢者で飲み薬やインスリンを使っている人が目標とすべきＨｂＡ１ｃは前期高齢者は7・5％未満で、後期高齢者は8・0％未満とされた。これは目標値だが**下限値も設定**された。つまり前期高齢者で6・5%未満、後期高齢者で7・0%未満は下げすぎということになった。またすでに中等度の認知症があるか、寝たきりの人なら8・5%未満が目標で、7・5%以下は下げすぎであると。HbA1cが8%というと、**従来の基準では劣等生だったものが、新しい基準では認知症高齢者であれば優等生へと劇的に変わったのである。**

新しい基準値の詳細はネットで検索するとすぐに出てくる。要はHbA1cは**高値でも低値でも転倒・骨折のリスクが増大する**ので良くないということだ。

◉高齢者のHbA1cは7%台が一番安全

糖尿病は認知症のリスクを2倍高めることが知られている。しかし、薬で血糖が下がりすぎて起きる低血糖も認知症の大きなリスクになる。高齢者やすでに認知症の人の場合には、低血糖を起こしていても本人も気がつかないことがよくある。特にインスリンやSU剤という血糖降下剤を使用していると、無自覚性低血糖を繰り返す場合があることが知られている。あるいは重症低血糖を起こすと転倒・骨折となり、ときには命にかかわる。海外の試験でも、高齢者に対して6%以下まで下げようとする厳密な血糖コントロールを行ったところ、死亡率が逆に上がってしまって試験は急遽中止になっている。高齢者に厳密な血糖管理を行うと、命にかかわる低血糖を起こしたり、認知症が悪化してそこから肺炎になったりして、死亡率が上がった。

つまり長期的に見れば**厳格すぎる血糖管理は、かえって死亡率を高める**ということがわかったので、今回、目標値が大きく緩和されたわけだ。とりあえず**「高齢者のHbA1cは7%台が最も安全である。認知症と糖尿病があり薬を使っている人は8・5%未満でもOK。7・0%以下の下げすぎは良くない」**と覚えておいてほしい。

◉もし独居高齢者が低血糖を起こしたら

最近は軽い認知症がある独居の方が増えている。インスリンを打ったかどうか本人もわからずに、誰かが訪問すると低血糖を起こして倒れていたという話を聞いたことがある。その方は、発見が半日程度遅れたのでブドウ糖を注射しても意識は戻らず、遷延(せんえん)性意識障害となり、その後10年にもわたって植物状態で胃ろう栄養となった……。

独居高齢者が低血糖を起こすと、このように悲惨な結果が待っている。だからそのような事態を回避すべく、先のふたつの学会が協働して緊急声明が出たわけだが、みなさまと十分に共有したい。

◉インスリンのやめどき

インスリンとは、膵臓から分泌されるホルモンで、血液中のブドウ糖を処理する役割を担っている。このホルモンが十分に分泌されなかったり、分泌されてもその働きが不十分だと血糖値が高いままになり、さまざまな臓器に障害を引き起こす。この状態が糖尿病である。

2型糖尿病の人がインスリンを使うのは次の3通りがある。

1　飲み薬だけでは血糖が下がりきらない場合（BOT）

飲み薬を増やすほどに低血糖を起こしやすくなる。そこでインスリンの土台（基礎分泌という）を作るために1日1回、24時間持続するタイプのインスリン注射を併用する患者さんがいる。インスリンの導入といえば、昔は入院管理下で行っていたが、現在は外来で主に看護師の指導のもと導入されている。それだけ安全な方法でもある。

2　ミックス型インスリンの2回打ちの場合

即効型と中間型のインスリンを5：5や3：7に混合したインスリン製剤を朝夕2回、それぞれに決められた量を自己注射することで良好な血糖コントロールを維持している人がいる。しかし高齢になると、打ち間違えたり食事量が減り、低血糖を起こすなど大きなリスクを抱えることになるので、まずはこれ以外の方法に変えたほうがいい。

3 インスリンだけで飲み薬なしの場合

超速効型を1日3回、そして持効型インスリンを1回の計4回インスリンを打つことで厳格な血糖管理をする方法を強化インスリン療法という。長い将来があるのなら、より厳格な血糖コントロールにより、合併症を減らして幸せに長生きするお手伝いができる時代に私たちは生きている。1型糖尿病の人だけでなく、痩せ型の若い人で、強化療法で厳格な血糖コントロールを行っている人は、私のような町医者のところにも何人かおられる。毎日同じように生活していても血糖変動が激しい「ブリットル型糖尿病」の方なら、毎回の食事前に血糖自己測定をして医師の指示した量に調節して打っている人もいる。80歳を超えて計20数単位を強化療法で細切れに打っても、低血糖を起こすHbA1cが10％前後の在宅患者さんも実際におられる。しかしそれをいつまで続けるのかが問題だ。どこかのタイミングから、血糖変動を見ながら1日のインスリン量を10単位程度に減らして、**1**の

ＢＯＴにしてから、インスリンをやめたほうがいいと考える。

糖尿病専門医のところでインスリンを打っている、80歳ないし90歳代でＨｂＡ１ｃが６％台の人を時々見かける。本人に低血糖のリスクを話しても**「長年インスリンを打ってきたし、主治医からは死ぬまで打つように言われているので……」**と返ってくる。あるいは、長年変わらず４回インスリンを打っている人が私の患者さんの中にもいる。

家での生活の様子を一度も見たことがない医師には、インスリン療法の実態は伝わりにくい。前述したように、果ては認知症から胃ろうになっても、インスリンの４回打ちを主治医から指示されている人も見かける。胃ろうであれば、摂取カロリーを制限すればインスリンなど打たなくてもいいだけの話だろう。しかし１日２０００㎉が必要だという理由で、１日３回多量の栄養剤を胃ろうから流し込みながら、即効型インスリンを１日３回、そして持効型インスリンを１回、計４回の注射を指示された患者さんが病院から帰ってくる。寝たきりの要介護５で、しかも独居である。ヘルパーは法律でインスリンを打てない。打てるのは本人か家族だけである。肝心の訪問看護師はケアマネさんの指示で週に１～２回しか訪問できない。だから在宅では１日４回のインスリン注射はそもそもできない。つまり、やめどきどころか、その患者さんは家に帰ったその日からインスリンをやめることしかできなかった。このとき、私は注入カロリーを半量の1000kcalに変更した。すると1カ月後には随時血糖値は100台に落ち着いた。

◉高齢者は低血糖のほうがずっと怖い

血糖値は高いよりも、低い方がずっと恐ろしい。

動悸や冷や汗、不安感、イライラ、そして頭がぼーっとする、手や指に震えが起こる。さらに重篤になると、めまいや強い脱力感、言葉が出ない、呂律が回らない、動作がうまくいかないといった症状が起きる。さらに悪化すると、意識レベルの低下が起こる。つまり、高齢者がこうした低血糖に1回でも陥ると、**転倒→骨折→寝たきり→認知症の悪化、**という、もっとも避けたいコースをたどることになる。たった1回の低血糖がきっかけで命を落としてしまった患者さんもいる。

在宅医療の現場では、認知症になっても家族が熱心にインスリン注射を打ち続けている場合がある。認知機能が悪くなると、本人は低血糖の症状を周囲に伝えることができなかったり、無自覚になってくる。これを、**無症候性低血糖**という。そもそも無症候性低血糖のリスクを抱えてまで、果たして1日4回インスリンを打つ必要があるのだろうか。そんな疑問を抱えながらも家族だけが、専門医にお薬受診を続けている場合もある。専門医と在宅医が一緒になって真剣に考えないといけない現実である。

◉グルコースメモリー

「グルコース（血糖）メモリー」という言葉がある。ふたつの治療介入効果を比較する大規模臨床試験期間が終了後において、一方の治療法の優越性が長期間持続するという現象が観察されている。世界的に有名なＵＫＰＤＳという試験では、厳格な血糖管理を行わなかった群においても、15年間、死亡率が少ないことが観察された。これは、**レガシー効果（遺産効果）**とも呼ばれている。

若い頃にきちんとした運動習慣があれば、年を取り、運動不足になっても若いときの貯金が持続しているようなものである。血糖コントロールにはこのようなレガシー効果があり、グルコースメモリーと呼ばれている。

実は血圧にも同様なメモリー効果が確認されているが、これについては後述する。だから働き盛りにしっかり血糖コントロールをしていた人ほど、老後はほどほどでも大丈夫、という話になる。つまり昔の血糖の成績が良かった人は気軽にやめどきを意識していいのだ。少なくも死ぬまで厳格な血糖コントロールが必要ではない。

◉「血糖値スパイク」こそが危ない

個人的な話で恐縮だが、たまたま朝食を摂らずに出勤して血糖値を測ってみると90と正常値だった。コンビニで買ったおにぎりを2個食べた1時間後にも測ると、なんと185もあった。ちなみに2時間後は162と、200以下だったので糖尿病ではない。実は、私のように空腹時血糖値が100以下の正常であっても、食後1時間の血糖値が急上昇して140を超える動きは、**血糖値スパイク**と呼ばれ最近注目されている。

スパイクというのは、数値の変動が針のように尖がっているという意味だ。健康診断や人間ドックで空腹での血糖を測定して「正常」と判定された人でも、1時間後を調べてみると血糖値スパイクが隠れていることは決して稀ではない。ある研究では、健康診断で正常血糖値と判定された人の3分の1に血糖値スパイクを認めたという。また別の研究では**20代の痩せ型の女性を調べると、なんと20％もの人に血糖値スパイクを認めた。**そして驚くことに、小学生などの子どもにおいても、血糖値スパイクが少なからず認められる。

食べた物は小腸から吸収されて血液中のブドウ糖の値が上がる。それを感知した膵臓のβ細胞から慌ててインスリンが出て血糖値を下げる。しかし短時間に血糖値が急上昇と急降下を繰り返すこと自体が動脈硬化を引き起こす。血糖値の急変動は**血管の内側の膜の活性酸素を増やして炎症や壊死を引き起こす。**その傷を再生すべく、そこに免疫細胞が集まった結果が動脈硬化である。血糖値スパイクこそが、動脈の内側の細胞にとって大きなストレスになる。だから薬ではなく、生活習慣を変えることでスパイクの頻度と高さを減らす方法を考えないといけない。

この血糖値スパイクこそが、実は動脈硬化の犯人である。糖尿病の前段階というよりも、これ自体が病気であるという考え方に変わりつつある。まだ糖尿病ではなくても、血糖値スパイクを繰り返している人には脳梗塞や心筋梗塞が引き起こされる。**健康診断や人間ドックで糖尿病を指摘されていなくても重大な血管障害が起きる理由はここにあった。**健康診断や人間ドックでは空腹時の血糖しか測らないので、血糖値スパイクの有無はわからない。実際に食後1時間時点の血糖値を調べる以外に知る方法は今のところ、ない。

インスリン注射をしている人は、たいてい血糖簡易測定器を買うか、健康保険で貸与されている。指先を細い針で突いて出る1滴の血液で血糖値が簡単に測れる。血糖簡易測定器は大きな薬局に行けば1万円前後で買えるし、測定代は1回あたり100円程度。しかし血糖値スパイクは食事の内容、食べる順番、そして食直後の運動によって大きく変わる。

従って食事のたびに、食前と食後1時間の血糖を測る日があってもいいだろう。**自分の血管の中で血糖値スパイクが1日に何度も起きているのか、いないのかを知っておくこと**が重要だ。もし血糖値スパイクが起きている人は、なんらかの対策を講じないといけない。そのためにはその都度、血糖値を測る以外に方法がない。

一家に一台、腕で測る血圧計がある時代だが、今後は**一家に一台の血糖簡易測定器**という時代に移るだろう。セルフメディケーションの観点からも重要である。

◉食べる順番で血糖値スパイクを改善

血糖値スパイクは肥満気味の中年のみならず、痩せ型の若い女性にも、そして小学生にも高頻度で見られる現象である。健康診断や人間ドックでは発見できないので、今度医療機関を受診した際に**「今、食後1時間なので血糖を簡易測定機で測って下さい」**と頼んでみてはどうだろうか。

さて、この血糖値スパイクを毎日繰り返している人はどうすればいいのか。**血糖値スパイクへの処方箋は薬剤ではない。生活習慣を少し変えるだけで改善できる。**まずは食事を食べる順番だ。みなさんは、まずご飯から箸をつけますか？　実はこれは一番、血糖値が急上昇する食べ方。

正しい順序は、**野菜やサラダ↓魚や肉やおかず↓最後にご飯**、である。まったく同じ食事内容でも、食べる順番で食後の血糖値の動きが大きく違うことを意識して食べたい。

また、何回咀嚼するか、そしてどれだけ時間をかけて食べるかでも、血糖変動は大きく変わる。もちろんできるだけ時間をかけてよく噛んで食べたほうがいい。食べる順番や食べ方だけで血糖値スパイクが改善できるとは驚きだが、一番簡単なことができないのが人間である。一方、最近、ダイエットのために**朝食抜きとか一日一食の人が増えているが、これは血糖値スパイクを大きくする悪い習慣だ。**たとえ少しでも、朝食を食べたほうが、昼食後の血糖値スパイクは改善する。一日一食でもドカ食いすれば太る理由は、血糖値スパイクにあった。

さて、食べる順番の次は運動だ。運動というと、ランニングやフィットネスクラブを思い浮かべる人がいるかもしれないが、お勧めはウォーキング。それも日常生活の中での歩行には時間もお金も不要。要るものは、歩きやすい靴と両手を空けるためのリュックサックくらい。では血糖値スパイクを改善するウォーキングはいつすればいいのか？　私はこれまで「食後は少し休んでから歩いて下さい」と指導していたが、血糖値スパイクがある患者さんには間違いだった。**正解は「食後、すぐに歩く」**だ。

食後すぐに歩くのと、2時間後に歩くのでは血糖値スパイクの形はまったく違うものになる。食べた直後は消化吸収のために血流は胃や小腸に集まる。しかし手足を使って歩くと血流はそちらにも必要なので、小腸からのブドウ糖の吸収が緩やかになり、血糖値スパイクが改善される。屋外でも屋内でも、自宅やオフィス内であってもその場での足踏みでもOK。食後すぐに少しでも手足を動かすことで、血糖値スパイクはいとも簡単に改善できることを知ってほしい。

ただしこの血糖値スパイクの話は若い人の話であり、前述した「先制医療」そのものである。血糖値スパイクを起こさない生活をしている人は、高齢者になったときに糖尿病の薬のやめどきが早まるか容易になると考えるので、ここで紹介した。

◉7～8種類の順位とやめる順番

冒頭で述べたように、糖尿病治療薬には大きく分けて7～8系統ある。患者さんによってはその内の3～4系統を併用している場合も少なくない。こうした場合、当然、優先順位をつけての減薬から作業は始まる。その優先順位だが、主治医によってかなり考え方が異なるだろう。減薬についてのエビデンスなどない中、勝手に優先順位をつけることは差し控えるが、少々個人的なコメントとして書くので参考にして頂ければ幸いだ。

まず減らすべきは、インスリン以外ではSU剤である。これは高齢者にはできるだけ避けたい薬である。現在、アマリールという比較的安全とされるSU剤がよく使われている。**しかしSU剤の最大の欠点は低血糖を起こす可能性があることだ。**よほどの理由がない限り、減薬候補の第一位に位置づけたい。

次にやめたいのがα－GIという系統の薬だ。

有名な商品名としてベイスンがよく知られている。この薬は小腸でのブドウ糖の吸収を遅らせる。30年前、私が研修医だったとき、α－GIは痩せ薬として臨床治験が行われていた。しかし大量に飲まないと体重が落ちないし、なによりガスで腹が張り、便秘や下痢という辛い副作用がある。そのため食欲がなくなり痩せる傾向になるのだが、ただでさえ食欲が低下した高齢者にそんな薬が必要なのか、疑問に思うことが多い。しかも1日3回、各食事の30分前に服用しないと効果が出ない薬だ。食後に飲んでも効かない。

α－GIは低血糖を起こしにくいため、内科医以外や非専門医は**「とりあえず、α－GI」**という感覚で気軽に処方しがちである。グループホーム入所者の多くは認知症であるが、多くの人にこのα－GIが処方されている。もちろん、私は真っ先に中止している。

◉世界的にはメトホルミンなのだが

ビグアナイド剤は最も歴史がある薬だ。中でもメトホルミン（商品名：メトグルコなど）は1957年にフランスで発見された。私が生まれる前だから、いかに古い薬かおわかりだろう。1錠が10円以下（8円）と大変安価だ。1割負担の高齢者なら1錠で80銭（1円以下）なので、他の薬とは値段が1桁どころか2桁も違う。**安価だからたいした薬ではない？　いや、反対だ。**安いけれど最も優秀な薬であると**世界レベルで評価**されている。最大の特徴は低血糖を起こしにくく、肥満の人にいい。

さらに褒めるなら、メトホルミンには抗加齢作用が認められている。つまり長生き薬として世界的に有名である。

さらに**がん予防効果**も確認されている。メトホルミンは第一に肝臓で作用するので、特に肝臓がんの発症抑制効果が確認されている。さらにメトホルミンは小腸でも効くことが最近わかってきた。後述する**DPP-4阻害薬**の作用薬でもあるGLP－1の働きを高める。また胆汁酸の再吸収を阻害して便中への**胆汁酸排出を促す**。そのために下痢という副作用が伴う。こうした機序で腸内細菌叢を良い方向に導くという作用もある。

蛇足ながら、先日ノーベル医学・生理学賞を受賞した大隅良典教授が発見した**「オートファジー」**機能を高めることもわかっている。

ＡＡＣＥというアメリカ内分泌学会は、７〜８系統の糖尿用治療薬に定期的にランク付けをしている。２０１３年も２０１６年も世界的な評価では、メトホルミンが堂々第一を獲得していることは日本の製薬メーカーは言わない。ちなみに最近強烈なプロモーションがかかり話題になっている**SGLT２阻害薬**は、２０１３年は5位であったが、２０１６年には2位と赤丸急上昇している。**SGLT２阻害薬**は単に血糖を下げるだけでなく、心血管系疾患の死亡率を下げるからである。

しかし、脱水や尿路感染という副作用があるため、高齢者にはお勧めしないどころか絶対に避けたい薬である。**もしSGLT２阻害薬を飲んでいる高齢者がおられたら、一番に中止を考慮すべき薬と考える。**ちょっとメトホルミンを褒めすぎたかもしれない。しかし製薬会社から見れば薬価が安すぎて儲からないので、今さら研究費なんて出しようがなく、できればやめたい薬である。そんな薬は少し目を離している間に製造中止になりやすい。しかし**メトホルミンは、トキやコウノトリのようにむしろ〝保護〟しないといけない薬であると思う。**

メトホルミンは1錠２５０㎎（５００㎎もある）で、1日２２５０㎎まで使用できるが、私は1日2錠（５００㎎）ないし4錠（１０００㎎）で使用している。6錠（１５００㎎）以上では、乳酸アシドーシス（血液が酸性に傾いた状態）という副作用のリスクがある。

壮年期の肥満に伴う2型糖尿病に使うのであれば、このメトホルミンがイチオシである。しかし高齢者については下痢の副作用や腎機能低下による蓄積や乳酸アシドーシスのリスクのため、あまり推奨されない。だから「もう一系統挙げてみなさい」と問われたら私は**DPP-4阻害薬**を推奨する。これは数種類あって、激しい販売競争が繰り広げられている。これも作用機序が生理的で低血糖を起こしにくいのが長所だが、一錠の薬価がメトホルミンの20倍も高いことが最大の欠点である。なお、一般に薬価は新薬であればあるほど高くなり、登場から時間が経っている薬ほど安い傾向がある。

◉減薬の実際

3～4系統の糖尿病薬を使用中の人は、食事療法と運動療法をしっかり行いながら一剤ずつ減薬して、なんとか1種類にまでもっていってほしい。**その1種類とは前述したメトホルミンないしDPP-4阻害薬である。そしてHbA1cが、7%台になればそれも中止してほしい。**多くの主治医は「やめたらダメ」と反対するだろう。そのときは「食事と運動をさらに励みます。今後も時々、HbA1cを測るために通院はします」と言ってほしい。主治医は渋々かもしれないが、薬から脱却できるだろう。

もちろんそのあとは自己責任である。**ロカボ食と1日6000歩を続けてほしい。**通院や指先かでの血糖チェックが面倒ならば、薬局で尿糖測定テープを買い込んでほしい。空腹時でも尿糖がプラスなら不合格だ。最低でも早朝2番尿（朝食前）の尿糖ゼロを目指してほしい。

こうした習慣を続ければ、いつかは、食後2～3時間の尿糖もゼロになるかもしれない。血糖値が170を超えると血液中の糖は腎臓で尿に溢れ出てくる。この生理を知っていれば血糖を測定しなくても尿糖チェックでそのときの血糖値をだいたい知ることができる。

糖尿病の薬のやめどきはここだ！

＊低血糖発作を減薬や中止のきっかけとする

＊一剤でも低血糖を起こすとき

＊後期高齢者はＨｂＡ１ｃ７％台が安全

＊ＨｂＡ１ｃが６％未満になったとき

＊服薬管理ができなくなったとき

薬のやめどき「コレステロールの薬」（パターンA）

◉なんでもスタチン

実は、世界でもっとも飲まれている薬は、降圧剤でもなければ、抗認知症薬でもなく、コレステロールの薬、スタチンであるという。世界で毎日3000万人（!）の人がスタチンを飲んでいる。日本人の死因の1位はがんだが、世界の死因の1位は、虚血性心疾患。国別の死因の違いというのは食文化の違いでもある。肉食、脂質過多、高カロリー食であるアメリカやヨーロッパ各国の死因が大きく影響している。こうした国々がスタチンを大歓迎する理由は理解できるが、欧米人に比べて心筋梗塞の発症率が3分の1の日本人に、アメリカと同じように処方することが、どこまで有効なのかはわからない。

スタチンが日常臨床で多用されているのは、日本人においても血中コレステロール値が高いほど心筋梗塞や脳梗塞になりやすいというデータが数多くあるからだ。**スタチンで確かにLDLコレステロール値は2〜3割減る。**しかし、問題はそこからだ。ではこの薬を飲んでいる人と、飲んでない人とで、心筋梗塞の発生がどれくらい減るかと言えば、せいぜい3割程度。食事療法と効果はあまり変わらない。

一方、私は何軒かの介護施設の主治医も拝命しているが、新たに入所される人に対する最初の仕事とは薬の種類をうんと減らすこと、という話は先に書いた。たいてい**5〜6種類、ときには10種類もの薬**を飲んでおられるのだが、多くの場合、スタチンが入っている。また末期がんで自宅療養をするため、病院から自宅に帰ってこられた患者さんにも、同様にスタチンを含む10数種類もの薬が処方されていることがよくある。余命いくばくもないのに、何ゆえにスタチン？　人生の最終章にいる人においてはスタチンなどもう不要だろうに。こんな「なんでもスタチン」という医療にどれだけの意味があるのだろうか。

◉スタチンの前にやるべきことがたくさんある

高すぎるコレステロールを下げるには、肥満ならばまずは痩せることが最大の治療である。肥満症であればロカボ食にして、2〜3キロ体重を落とすだけで、コレステロール値も血糖値も血圧もうんと下がる。薬なしでも自力で簡単に改善できるのが生活習慣病である。あるいは、無症状の閉経後の女性でコレステロール値が160なら薬は不要である。もし心配であれば、頸動脈エコーで動脈硬化が軽度から中等度以上であると確認して初めて、処方を検討すればいいと考える。

「りんご1個で医者要らず」というイギリスの諺を証明する研究結果が、オックスフォード大学で発表された。イギリスの50歳以上の全国民が**スタチンを毎日服用した場合と、1日1個のりんごを食べる場合とでは、血管系疾患の予防効果は同じである。**どうして他の果物ではなく、りんごなのかと言えば、ペクチンという成分が関係しているらしい。ペクチンは血管系だけでなく、脳卒中予防にも効果がある。また、赤ワインなどに多く含まれるポリフェノールも、りんごにはたくさん含まれている。すりおろせば、とろみ剤要らずの立派な介護食にもなる。生活習慣病は前述したような食事と毎日の歩行習慣で改善できるので、私がスタチンを処方するのは、家族性高コレステロール血症をはじめ、頸動脈の動脈硬化が強い人や合併症や既往（心筋梗塞や脳梗塞）のある人に限っている。

◉軽視されている横紋筋融解症という副作用

このようにスタチンは糖尿病専門医と循環器専門医が大好きな薬である。しかし筋肉と末梢神経が破壊される横紋筋融解症（おうもんきんゆうかいしょう）という副作用が発売時から知られているので、注意して処方している。服用中の方には3～6カ月に1回はＣＰＫという筋肉由来の酵素を測っている。**急性で激烈型の横紋筋融解は、腎不全を起こして致死的**である。**しかしそれ以上に怖いのは緩徐な横紋筋融解で、徐々に筋肉が落ちていくパターン**がある。ある80歳代の外来患者さんで、腰まわりから下肢の筋肉がごそっと落ちてきた。もしかしたらと思い、スタチンをやめてみると、進行が止まり驚いた。

中高年以上の女性でこの薬を飲み始めて、近位筋（体幹に近い筋肉）の筋痛になった症例は非常に多いのだ。スクワットができなくなったり、腕が上がらなくなる。女性は男性より筋肉量が少ないので副作用が出やすいのだ。そして内科医には言わず、整形外科で鎮痛剤などをもらっている場合がある。糖尿病の患者さんほどそうなるリスクが高いが、高齢者では言わずもがなである。**高齢者へのスタチン投与は、低栄養、免疫不全、フレイル（筋力や心身の活力低下）、寝たきりを誘導する薬の代表格である。**だから後期高齢者ないし80歳以上の高齢者で、この薬を飲んでいる人はやめたほうがいい場合が多い。

実は私はスタチンによる横紋筋融解症の存在は知っていたが、**軽症・緩徐例の頻度が高いこと**を数年前まで恥ずかしながら知らなかった。だから患者さんに「この筋肉痛は副作用でしょうか？」と聞かれて、「副作用は稀だしもっと強烈です。だからたぶん違うでしょう」と答えていた時期がある。今思い返せば、大変申し訳ないことをしたと反省している。当時は軽症・緩徐例が多いという事実を知らなかったのだ。無知ほど恐ろしいものはない。

◉中止基準があるにはあるが

スタチンの代表格であるロスバスタチン（商品名：クレストール）は、服用してコレステロールが60になれば中止したほうがいいことになっている。つまり中止基準はあるにはある。しかし臨床現場で守られているのか、と聞かれれば首を傾げざるを得ない。90歳を超えた要介護5の人に対しても、漫然と投与されているのがスタチンの実態であろう。

それにも理由がある。スタチンも降圧剤と同様に**「コレステロール値は低ければ低いほどいい。だから死ぬまで投与」**という趣旨の講演をする専門家が多い。それに洗脳された臨床医の中には「スタチンをやめる」という選択肢などないという人もいる。「おまじないのようなものだけど」という言い訳をする医師もいるが、軽度・緩慢副作用のリスクを考えると高齢者にとって〝おまじない〟以下である。そんな空気の中、メリットとデメリットの分水嶺というクスリの原点に立ち戻って考えてみると、スタチンは元気な後期高齢者にはある程度、機械的に中止したほうがいい。

スタチンは、減量ではなく中止しかない。

コレステロールの薬のやめどきはここだ！

* 80歳以上で元気で無症状のとき
* 脳梗塞や心筋梗塞の経験がなく平均寿命を超えたとき
* 70歳を過ぎて筋肉痛や筋力低下が気になったとき
* 頸動脈エコーで動脈硬化がなかったとき
* ダイエットが目標値まで成功したとき
* 年齢とともに自然にコレステロール値が下がってきたとき
* 認知症やがんなど、脳や心臓病リスクよりも不安な症状があるとき

薬のやめどき「抗がん剤」（パターンA）

「続けることは考えても、やめることなど考えたこともない」

専門医は、降圧剤やインスリンの始めどきは知っていてもやめどきを知らない。抗がん剤についても同様で、何人かの専門医に訊いてみたが、やめどきなど考えたこともないという。それどころか、**「どうやって死ぬまで続けようか」**しか考えたことがない、と豪語する専門家もいる。

◉専門性と総合性の両立を目指す

私は、決して専門医を否定しているわけではない。私は日々診療の合間を縫って、名だたる専門医による勉強会に行き、多くを学ばせてもらっている立場だ。しかし、一部に「専門バカ」と言いたくなるような方もいて、ときどき残念に思う。「木を見て森を見ず」という諺そのままに、臓器とか病気は診るけれども、人間全体を見るという教育を受けないままに偉くなってしまった医師のことだ。

本来は治療のメリット／デメリットを天秤にかけて考えるのが、真の専門性なのではないかと思うのだが。

スペシャリストが増えるのは無論、良い点も多いが、諸刃の剣でもある。繰り返し述べてきたように、現代医療は細分化されすぎた。たとえば、同じ消化器領域であっても、食道がんと胃がんでは専門分野が違ってくる。胃がんの専門医に食道がんや大腸がんの抗がん剤治療の相談をしたら、同じ消化器がんであるはずなのに「私の専門ではありません」と言われる。

患者さんの体や心の全体を診て、利益と不利益を天秤にかけて、その患者さんにとってちょうどいい匙加減みたいなところを見つけ出す。不利益のほうが多いと思った時点で、患者さんに治療のやめどきを提案する、それができるのが、本当のプロフェッショナルというものではなかろうか。専門性と総合性は両立するし、それを目指さないといけない。

町医者として、そうしたもどかしさを感じる場面がもっとも多いのが、抗がん剤のやめどきについてである。

私は4年ほど前（2013年）に、『**抗がん剤 10の「やめどき」**』（小社刊）という本を出版した。

多くの患者さんから学ばせてもらったことを基に、もし私自身ががんになったら……という設定で、がんと告知されてから命が終わるまでに、10のやめどきがあるんだよ、ということを小説仕立てで書いた、新しい試みの本である。

本書の中で、私は抗がん剤の「やめどき」を10個掲げてみた。

1. 最初からやらない
2. 抗がん剤開始から2週間後
3. 体重の減少
4. セカンドラインを勧められたとき
5. 「腫瘍マーカーは下がらないが、できるところまで抗がん剤をやろう」と主治医が言ったとき
6. それでもがんが再発したとき
7. うつ状態が疑われるとき

8．1回治療を休んだら楽になったとき
9．サードラインを勧められたとき
10．死ぬときまで

この中から、どのタイミングでやめどきを選ぶのかは、本人の判断である、とした。

『クイズ$ミリオネア』という人気番組を覚えている方もいるだろう。クイズの正解を答えるたびに、賞金が増額するのだが、一度でも答えを間違えたら、すべてがおじゃんになる。だから自信がなければ、途中でゲームを放棄する権利も挑戦者にはある。

司会のみのもんた氏の「ファイナルアンサー？」という名文句が流行語となった。挑戦者が一度答えを出すものの、芝居っ気たっぷりのみの氏に「ファイナルアンサー？」と問い質（ただ）されると、答えを翻す人も多くいた。そして結局、間違えて賞金がゼロになり、テレビを見ている我々は、「ほら、だから言わんこっちゃない！　あのときやめておけばよかったのに！」と思うのだが、肝心の挑戦者は目の前の問題をクリアすることに必死で、大局的な判断ができなくなっているのがわかる。

町医者として、**〝延命と縮命の分水嶺（ぶんすいれい）〟**があることを知らずに死ぬまで抗がん剤治療を受けている人を見るたびに、あの「ファイナルアンサー」という言葉を思い出してしまう。

抗がん剤治療は、支持療法の進歩でずいぶん軽くなったとは言え、必ずある副作用との闘いになる。副作用が「死ぬほど苦しい」と訴え、日常生活がままならない人もいる。QOLの低下の具合は人それぞれ個人差が大きいため、やめどきも人それぞれ違ってくる。

先の『抗がん剤 10の「やめどき」』はそれなりにがん医療の現場の方々にも読んで頂けたようで、この本の出版後、**「抗がん剤は、やるか/やらないかが問題なのではない。いつやめるのか? が問題だ」**という議論が少しずつ広がってきている。

最近では、抗がん剤専門医の間でも**「余命が3カ月になったら、抗がん剤投与はやめよう」**という認識が広がってきていると聞き、挑戦的な本を書いてきて良かったと思う。町医者の1冊の本によって、少しでも医療者の意識が変わってくれたのならこんなに嬉しいことはない。抗がん剤治療を始められた方には、読んでほしい1冊だ。

しかし現実はと言うと、**「死亡直前30日間に積極的治療を受けている患者は7割にものぼる」**という報告がある。

あるいは私の周囲でも死ぬ数日前まで抗がん剤を打っていたという事例はいくらでもあ

る。先にも述べたが「まさか今日死ぬとは思わなかったから、抗がん剤を打ちました」というのである。**結局、議論は、「余命3カ月で抗がん剤治療を中止するのが理想だが、実際はなかなか難しいよね」というところで止まっているのだ。**理想と現実が大きく乖離(かいり)している現実に、鈍感な医師が多すぎる。だから近藤誠医師の本が売れるんだよ、と教えてあげたい。

都心のある大病院の部長の講演を拝聴したとき、こんな話が飛び出して驚いた。

「我が病院では、入院しているがん患者さんの7割が当院で亡くなります。なぜならば、死ぬその日まで抗がん剤治療ができる体制を整えているからです！」

そう言い放って胸を張った。もっともその講演会の主催は抗がん剤の製薬会社だったが、聞いている方が恥ずかしかった。また在宅医として、心底腹が立った。この先生は自分が患者さんの尊厳をどれだけ奪っているのか、まったく気がついていないようであった。

医療者は悪意で抗がん剤を死ぬまで続けるわけではない。製薬会社との癒着で動く医師など、ごく一握りだと信じたい。多くの抗がん剤専門医は、あくまで善意で死ぬまでやり続ける。だからタチが悪いのだ。だからこそ、受け身の医療ではいけないのだ。賢い患者にならないと絶対に後悔が残る。患者さん側からやめどきを切り出し、主治医とよく相談してほしい。皮肉なことに、早めに抗がん剤をやめたことで体調がモリモリ回復し、会いたい人に会いに行ったり、諦めていた仕事や家族旅行を謳歌し、結果的に長生きしたと確信をもって思える人はたくさんいる。

あの川島なお美さんも、胆管がんに対する抗がん剤治療や過剰な輸液をやらなかったからこそ、亡くなる1週間前まで大好きな舞台に立ち、歌って踊れたのだ。**抗がん剤のやめどきさえ間違えなければ、「がんは人生を二度生きられる」病とも言えよう。**

抗がん剤のやめどきはここだ！

＊最初からやらない

＊治療開始から２週間後に体力が落ちたとき

＊体重が治療前より 15％減少したとき

＊セカンドラインを勧められたとき

＊「腫瘍マーカーは下がらないが、できるところまで抗がん剤をやろう」と主治医が言ったとき

＊それでもがんが再発したとき

＊うつ状態が疑われるとき

＊１回治療を休んだら楽になったとき

＊サードラインを勧められたとき

＊死ぬときまで

薬のやめどき「抗認知症薬」（パターンC）

◉死ぬまでアリセプト

先日、驚くべき光景に出会った。在宅診療を頼まれた95歳の男性。かなり認知症が進んでいて、ほぼ寝たきり状態であった。お腹を診ると胃ろうが造設され、そこから、栄養剤とともにゼリー状の抗認知症薬をお嫁さんが注入していた。ハッキリ言って、誰がどう見てももはや抗認知症薬がどうのこうのいう状況ではない。そのお嫁さんに尋ねてみた。

「なんでおじいちゃん、まだ認知症のお薬が必要なの？」

「はい、**やめると死期を早めるから死ぬまで入れないといけない、と専門のお医者さんから言われたものですから**」

私は言葉を失った。

薬を自分で飲めなくなった時点が、薬のやめどきだと思っていた。

しかし抗認知症薬だけはほぼ喋れない、食べられない、寝たきりで胃ろう栄養の状態でも注入するんだ……。先の抗がん剤同様「抗認知症薬を中止すれば患者さんの死期を早める」と本気で考えている医師が多くいるようだ。

今、我が国では次の4種類の抗認知症薬がアルツハイマー型認知症の保険適用として認められ、①のアリセプトは2014年からレビー小体型認知症にも保険適用となった。

①アリセプト（ドネペジル塩酸塩）
②レミニール（ガランタミン臭化水素酸塩）
③メマリー（メマンチン塩酸塩）
④イクセロンパッチ／リバスタッチパッチ（リバスチグミン）

実は、4種類の抗認知症薬にはすべてごく最近まで「増量規定」なるものがあった。一定の時期を目処に段階的に薬を増やしていかないと、処方した医師にペナルティが課せられた。

たとえば、①のアリセプトの場合、「開始時は1日3㎎だが、3㎎を処方できるのは開始から14日間まで。その後は5㎎にしなければならない。また、高度のアルツハイマー型認知症の場合は、5㎎で4週間以上経過後、10㎎に増量」という規定が設けられていた。製薬会社に訊くと、「アリセプトには消化器症状（下痢や嘔吐といった副作用）があるので、低用量（3㎎）から開始してもらうが、あくまでも有効量は5㎎であり、それ以下では効かない」というエビデンスがあるからだという。しかしアリセプトが3㎎から5㎎に増えた途端に患者さんが暴れ出したケースを山ほど見てきた。

抗認知症薬には**興奮や暴力性や易怒性**（いどせい）**（怒りっぽくなる）**、**吐き気や食欲不振、歩行障害**という副作用が少なからずある。ときには**高度の徐脈や心停止**という極めて重篤な副作用がある。しかし4種の抗認知症薬はどれも極めて安全な薬であると宣伝されている。ある専門家は「怒り出しても、それは薬が効いている証拠だから絶対に中止してはいけません」と説いている。つまり易怒性は副作用ではないというのだが、本人や周囲は幸せなのだろうか。果たして誰のためのお薬なのだろうか。

そもそも抗認知症薬は認知症を治す薬ではない。あくまでも、進行を遅らせるというエビデンスに基づいた薬である。つまり、ＭＭＳＥ（Mini Mental State Examination ミニメンタルステート検査）の低下を遅らせるとの触れ込みである。しかし95歳のもはや意思疎通ができ

**【用法・用量】

アルツハイマー型認知症における認知症症状の進行抑制
通常、成人にはドネペジル塩酸塩として1日1回3mgから開始し、1〜2週間後に5mgに増量し、経口投与する。高度のアルツハイマー型認知症患者には、5mgで4週間以上経過後、10mgに増量する。なお、症状により適宜減量する。

レビー小体型認知症における認知症症状の進行抑制
通常、成人にはドネペジル塩酸塩として1日1回3mgから開始し、1〜2週間後に5mgに増量し、経口投与する。5mgで4週間以上経過後、10mgに増量する。なお、症状により5mgまで減量できる。

〈用法・用量に関連する使用上の注意〉

1.3mg／日投与は有効用量ではなく、消化器系副作用の発現を抑える目的なので、原則として1〜2週間を超えて使用しないこと。
2.10mg／日に増量する場合は、消化器系副作用に注意しながら投与すること。
3.医療従事者、家族などの管理のもとで投与すること。

なくなった胃ろうの人にも投与する意味が、私には理解できなかった。

◉少量処方容認後の臨床現場

先にも述べたが、2016年5月まで、4種類ある抗認知症薬には増量規定なるものが定められていた。もちろんこんな規定があるのは世界で我が国だけである。

共同通信社の調査によると、アリセプトを規定通りに増量しないと保険審査で査定される都道府県が9県もあった。しかし規定通りに増量していくと易怒性や歩行障害や徐脈などの副作用が現れる人が必ずいる。

抗認知症薬に対するアルツハイマ

ー型認知症の人の感受性はまさに百人百様であるが、個別性を考慮した処方は保険診療では認められていなかった。そこで抗認知症薬を医師の裁量で適量処方できることを求めて現場の医療・介護者が集まり、2015年11月23日に「一般社団法人抗認知症薬の適量処方を実現する会」が設立された。ホームページ上で全国から増量規定による副作用事例を呼び掛けたところ、沢山の事例が集まり、そのまま公表された。

そしてこの問題は、国会の厚生労働員会においても議論された。同会の設立からわずか半年後の2016年6月1日に厚労省から「個別性を重視した投与を認める」との事務連絡が出て、事実上、少量処方が容認されたが、まだあまり周知されていないのは先に書いた通り。

私の外来にも、明らかに最高量の抗認知症薬による副作用が前面に出た人が相談に来られる日々が現在も続いている。抗認知症薬を中止するだけで困った症状が速やかに改善するので、家族から神様のように感謝されるのだが、そもそもおかしな話である。

今後、抗認知症薬の副作用や適量の探し方などに関して、製薬会社主導ではなく**現場の医師主導による啓発**が急がれる。

◉医学会の反応は？

6月1日の厚労省からの事務連絡に対する各医学会の反応はどうだろうか。

日本認知症学会や日本老年精神医学会などの認知症関連学会からは特にコメントは出ていないようだ。ただ、一部の学会幹部が「少量投与すべきは間違い」や「この通達が悪用される恐れがある」との小文を発表している。

しかしこれらの小文はいったい何を意味するのだろうか。私は何度も読み返したが、真意を理解できないでいる。

まずは「少量投与すべきは間違い」とのタイトルであるが、ここに誤解がある。「なんでもかんでも少量投与すべき」という趣旨の発言は、私たちも厚労省も誰もしていない。「主治医がその患者さんの個別性を勘案して適量と判断した量が、標準量より少なくてもレセプトにその旨を書けば保険診療で認める」という趣旨の指示である。考えてみれば当たり前のことなのだが、それまでが当たり前でなかった、というだけのことだ。

あるいは、「この通達が悪用される」との警告であるが、そもそも「悪用」とは何を意味するのか。「製薬会社の利益のために副作用を無視してでもたくさんを処方してはいけない」という意味での「悪用」であれば理解できるが、患者さんのために薬を匙加減することは医療の基本であり決して悪用ではない。

欧米では、抗認知症薬の適応とされるアルツハイマー型認知症は2〜3割程度とされていた。しかも最近、その有用性評価自体が急速に低下している。日本医大の上田諭先生が説かれる**「治さなくてもよい認知症」**には抗認知症薬は不要であろう。

あるいは**「MMSEが10点以下になれば中止すべき」**というガイドラインを謳う欧米の医学会のような中止基準は日本では見当たらない。**「胃ろうになっても、死ぬまで抗認知症薬」**とは日本だけの話である。

◉適量処方は当たり前のこと

そもそも増量規定なるものが定められた薬剤は、これだけ多種多様な薬がある中で抗認知症薬だけである。

もし降圧剤や血糖降下剤に増量規定があったらどうなるのか？　たとえば「アムロジン（降圧剤）は2・5㎎で始めたら2週間後には必ず5㎎に増やしてそして10㎎まで増量しなくてはいけない」とか「アマリール（血糖降下剤）は0・5㎎で開始したら必ず段階的に6㎎まで増量しなければならない」とか。そんな規定はあり得ない。

また抗認知症薬と同じく、脳に作用する薬であるオピオイドや睡眠薬ではどうだろう。「がん性疼痛があるので、モルヒネを5㎎で開始したら機械的に必ず100㎎まで増量しなければならない」とか「ハルシオンは0・125mgで開始したら、必ず0・5mgまで増量しなければならない」という規則もあり得ない。そのときのその人の痛みを緩和するために必要なモルヒネの量を探し出し、あるいはその人の睡眠を改善するために必要な最小量を投与することは当然のことだ。

しかしなぜか抗認知症薬だけは、体重30キロの人も60キロの人も、年齢50歳の人も100歳の人も、要支援1も要介護5もまったく区別せずに、ただただ機械的な増量だけを義務づけられてきた。さらに**ピック病などの、抗認知症薬の適応外の病態にも平気で誤投与**され、易怒性や暴力など興奮性の副作用が前面に出ても、「効いていない」と判断されて増量されたうえに、**抗BPSD薬として抗精神病薬が上乗せ**されてきた。また、薬剤過敏性が特徴のレビー小体型認知症においては、私たちの経験ではアリセプトの適量は1・5〜3・0mgであるが、なぜか5mgでも10mgでも構わないことになっている。さらに皮肉なことに新オレンジプラン（厚生労働省による認知症施策推進総合戦略）がこうした過剰投与を後押ししているのだ。

なぜ、そんな変な規則が誕生して、日本だけに定着してきたのだろうか。

アリセプトの増量規定誕生を知るべく開発治験データを調べてみた。すると第II相試験において、アリセプト1mg群で56％、2mg群で57％が軽度改善以上と判定されていた（臨床評価 26巻2号145-164頁 1998)。だが、統計学的に有意差が出なかったので5mgが治療量と定められたようだ。しかし、臨床現場では95%から逸脱する例外が必ず存在する。そのときには個別性を尊重することは医療の基本中の基本である。

一方、「3mg継続では5mgで得られるはずの患者さんの利益を逸する」という主張も見られるが、**至適容量設定(タイトレーション)や利益と不利益のバランス**という視点から論理的な思考ではない。

◉プレドニゾロン1mg錠にならえるか

関節リウマチや慢性の皮膚疾患に副腎皮質(ふくじんひしつ)ステロイド内服薬が長期間使われることがある。1日5mg錠を続けると骨粗しょう症などの副作用が出やすいが、2~3mg以下ならば副作用が出にくいとのことである。そこで1mg製剤(プレドニゾロン1mg錠)が誕生し、1~3mgの適量でうまく維持されている患者さんを見かける。つまり副腎皮質ステロイド内服薬の少量投与は容認されている。これを「悪用」と言う専門家はまずいない。またレセプトの摘要欄にいちいち「言い訳を書かないと通さない」という審査員もいない。

ならば同様に「ドネペジル塩酸塩も1mg錠があればいいし、言い訳は不要に」が臨床現場の生の声である。正義感あふれる議員さんが国会の場で、ドネペジル塩酸塩1mg錠についても議論しているという。しかし肝心の専門学会が、少量投与容認に懐疑的な姿勢のままであることは残念である。標準量では副作用が出るが、少量なら調子がいいという患者さんやご家族にどう説明すればいいのだろうか。

最後に多剤投与について少し触れておきたい。抗認知症薬は使ってもメマリーを含む最大2剤である。一方、抗パーキンソン病薬には8~10系統あり、数種類もの多剤投与、しかも最大量での投与が珍しくない。介護施設にそうした患者さんが入所されてくる。多剤投与や適量処方という命題は、今後は抗パーキンソン病薬に向けられるであろう。高齢者の多剤投与対策が急がれる中、たとえば抗パーキンソン病薬の多剤投与は「神経内科の専門性」というベールに覆われ、専門外にはアンタッチャブルな世界であった。しかしそのまま在宅医療に紹介されてくる時代である。当然、副作用などのマイナス面が続々と浮上するだろう。よく「医療界の常識は世間の非常識」と言われるが、製薬会社主導による増量規定や多剤大量投与という洗脳から、そろそろ目覚めるときではないだろうか。

◉海外では抗認知症薬のやめどきがある

イギリスではＮＩＣＥ（National Institute for Health and Clinical Excellence 国立医療技術評価機

構）という機関があり、**MMSEが10点以下の人には抗認知症薬の投与は無意味**なのでやめましょうという勧告を出している。アメリカの老年医学会AGS（The American Geriatrics Society）も同様のことを言っている。抗認知症薬に関して言えば、日本は完全にガラパゴス化している。

誤解しないでほしいのは、**私は決して抗認知症薬を全否定しているわけではない。**それが必要な人に必要な量だけ使っていて得られる利益は認めている。その人にあった量を使うことで、認知機能やQOLが改善する人も確かにいる。ただ、効果が見られる人の多くは、軽度〜中等度認知症の人であり、高度にまで進行してしまった人に対しては、取りたてて効果を感じた経験がない。つまりもはや抗認知症薬は不要、やめどきなのだろう。

抗認知症薬のやめどきはここだ！

＊ＭＭＳＥが10点以下になったとき

＊怒りっぽくなったとき

＊抗精神薬や睡眠薬を追加されたとき

＊歩行障害やふらつきが出たとき

＊暴力性、攻撃性が高まったとき

＊本人が穏やかで周囲も困っていないとき

＊寝たきりや要介護５になったとき

＊口から薬が飲めなくなったとき

薬のやめどき「抗不安薬」（パターンB）

強力な抗不安効果があり、同時に依存性も高いベンゾジアゼピン系の抗不安薬が、デパスを筆頭に何種類か使われている。明確な効果がある抗不安薬だからこそ、一旦始めたらやめられない。「安心できるならばいいか……」と、気がついたら年単位で飲み続けている人が多い。デパスには依存性があるため、海外では危険な薬というレッテルが貼られているが、日本では軽度の不眠症の人にも簡単に投与している。あまりにも安易に処方されすぎている薬の代表格だ。だから不安症状が落ち着き次第、減薬、そして中止を考えたい薬である。具体的にどうすればいいのか。本項では抗不安薬の代表としてデパスを例に取り、抗不安薬のやめかたについて考えてみたい。

◉デパスを減らすと調子が悪くなるのはなぜか

薬を減らして調子が悪くなる人には、３つの場合がある。

①病気の再発・再燃
②効果が強いゆえの離脱症状の出現
③薬を減らしたこと自体の不安感

減薬して調子が悪くなると、多くの人が①の病気の再発・再燃を心配する。しかし②や③であることの方が多い。デパスは切れ際がわかりやすく、効果が強い薬なので、ゆえに離脱症状も多く見られる。しかし明らかに今までにない症状が出てきたら離脱症状である。③の減薬や断薬に対する不安も大きな原因となる。頼りにしていた薬がなくなると、不安になってしまうことも多い。

服薬期間が長ければ長いほど、どうしても精神的に薬に依存してしまう部分が出る。特にデパスの場合、服薬からわずか1ヵ月で依存性が形成されるとも言われる。だからこそ、デパスがなくても大丈夫、という自信を少しずつつけていくことが大切だ。もちろん病気の再発・再燃の可能性もある。十分に病気が改善できていないときに薬を減らしてしまうと、支えがなくなってしまって調子が悪くなって振戦、不眠、不安、幻覚、妄想などの禁断症状が現れることがある。

だから症状の経過を見ながら、何が原因かを考えていく。そして生きている限り、誰もが不安を抱えていると開き直ることも必要だ。

◉減薬のタイミングは主治医と相談が必須

本書を読みながら「自分の意志で減薬しよう」と思い立つ人もいるだろう。しかし焦らないでほしい。減薬を始めるタイミングをまず主治医とよく相談してほしい。不安の根というのは本当に深いものなので、不安を克服できたと感じていても、意識していない部分に不安や恐怖が蔓延(はびこ)っていることがある。

「無意識」の不安は、かなりの大きさがあるので急いで薬をやめると、急に不安がまた強くなってしまうことがある。そうなると、「やっぱりまだ治っていなかったんだ……」と弱気になる。

不安に対しては自信が大事だが、油断していると振り出しに戻ってしまう。このように焦って減薬すると、再び症状が悪化して治療が長引いてしまうことがある。だから本当に減薬しても大丈夫なタイミングなのか、主治医とよく相談し計画的にやめどきを見極めてしてほしい。

◉減薬の前にやるべきこと

当然ながら不安を治療するのは薬だけではない。不安の源のほとんどは人間関係である。人間関係をもう一度見つめ直すことから始めよう。そして、**抗不安薬依存の大きな特徴は精神依存が多いこと**。人間関係が改善し、不安は軽減しているのに、抗不安薬に頼ってしまってやめられなくなる。だから量が増えるということは実は少なく、常用量での依存になりがちだ。生活習慣としては、アルコールやカフェインを避けたり、生活リズムを整えることも大切だ。そして何より、毎日6000～8000歩、歩くことだ。歩くことでセロトニンの代謝が向上し、不安が和らぐことが証明されている。詳しくは拙書『病気の9割は歩くだけで治る！』（山と渓谷社）を参照してほしい。本書はお陰様で8万部を突破して多くの人に読んで頂いている。この本でいう病気とは、生活習慣病だけでなく、本項でも述べている抗不安薬や、次項で述べる睡眠薬をもっともイメージしている。実際に当院でも、歩くことで抗不安薬や睡眠薬をやめられた人が何人かおられる。歩行は論より証拠で是非チャレンジしてほしい。

◉減薬は、できるだけゆっくりと

離脱症状を起こさないためには、減薬ペースをゆっくりにすることが基本になる。**つまり「急がば回れ」だ**。焦る気持ちもあるかもしれないが、急いで減薬・断薬すると離脱症状が強く出てしまって、よけいにデパスをやめられなくなることがある。離脱症状が一度出てしまったら、さらに少ない量にして減薬を試みる。身体からデパスが減っていくスピードがゆっくりであればあるほど、離脱症状は起こりにくい。ゆっくり減らすことで身体に慣れさせる。自信を積み上げていくためにも、ゆっくり減らしていった方が成功率は高くなる。

デパスには、0・25mg錠剤がある。割線が入っているので半分に割ることもできる。0・25mgずつ減薬していけば問題ないことがほとんどだが、それでも離脱症状が出てしまった場合は、1／2錠（0・125mg）ずつ減薬していく。安全に減らしていく目安としては、服用している量の1／10ずつ減薬する。1〜2週間ほどで減らしていくのが基本である。しかし離脱症状が強い人は、3〜4週間と減らしていくペースも長くしていく。量が少なくなっていくほど少しの変化で離脱症状が起こるので慎重にした方がいい。このように、いけるところまで減薬していく。

◉最後の1錠がどうしてもやめられない！

ここまでは比較的スムーズにいく方も多い。いけるところまで減薬して、「あともう少し……」となると、急に調子を崩してしまう人がいる。この最後の1錠がどうしてやめられないのか？　いろいろな要因がある。離脱症状も、なぜだか少量になると強く出てくる人がいる。つまりは、薬の効果そのものというよりも、「すべてを手放してしまうことへの不安感」である。これは「プラセボ効果」が関係している。

このようなときは、作用時間の長い薬に置き換えるという手もある。作用時間が長い抗不安薬は、ゆっくりと身体から抜けていくので、離脱症状は起こりにくい。つまり、効いた！　という実感も、切れた！　という実感も少ない分、離脱症状が起こりにくいということだ。具体的には、メイラックスやセルシン／ホリゾンなどに切り替えていく。置き換えていく具体的な量に関しては、等価換算表というものがある。代表的な抗不安薬を考えてみたい。あくまでひとつの目安であるが、デパス１・５㎎はメイラックス１・67㎎やセルシン／ホリゾン５㎎と同じ効果と考えられる。たとえば、デパス１㎎をどうしてもやめられないときは、メイラックス１㎎に置き換えてみればスムーズにいける可能性が高い。このように、できるだけ減量をしてから置き換えていく。ただし、日中のふらつき、眠気といった副作用には要注意だ。

◉飲まない日を少しずつ増やしていこう

離脱症状というより自分自身の問題でやめられないことも多い。つまりデパスがある程度まで減ると、それ以上前に進めなくなる。それよりは少しずつ飲まない日を増やしていって、自信をつけていくほうが断薬に成功する確率が高い。

できるだけデパスを使わないように強い意思をもつことも大切だ。そうはいっても無理はしないでほしい。1週間単位で目標を決めて、飲まないで大丈夫であった日を少しずつ増やしていく。目標を達成できたら自信がついてくる。こうして、少しずつ最後の不安を克服していこう。

また、離脱症状が明らかでないときは、漢方薬に切り替えていく方法もお勧めしたい。身体に合う漢方薬を見つけて、まずはデパスと併用してみて良い実感があれば、デパスから漢方薬に置き換えてみてはどうだろう。漢方薬であれば減らしていくときも負担が少ない。たとえば、柴胡加竜骨牡蠣湯（さいこかりゅうこつぼれいとう）や半夏厚朴湯（はんげこうぼくとう）、加味逍遙散（かみしょうようさん）、黄連解毒湯（おうれんげどくとう）、抑肝散（よくかんさん）などを私は患者さんに勧めることがある。

シンプルに言えば、抗不安薬については、歩く習慣をつけ、そして最後の1錠のやめかたに挑戦できるときこそが、薬のやめどきである。

抗不安薬「デパス」のやめどきはここだ！

＊作用時間の長い抗不安薬に置き換えることができたとき

＊抗不安薬を飲まない日を少しずつ増やしていけるとき

＊漢方薬に置き換えることができるとき

＊薬に頼らない他の方法を受け入れるとき

＊毎日６０００〜８０００歩、歩く習慣がついたとき

薬のやめどき「睡眠薬」（パターンB）

睡眠薬というとハルシオンやレンドルミンが有名だ。これらは前項のデパスと同じでベンゾジアゼピン系の薬剤である。強さや作用時間が違うだけで、前項で詳しく述べた方法が睡眠薬をやめるときにも役立つ。

ちょうど1年ほど前（２０１５年）、「精神科などの患者の2割　睡眠薬など過剰に処方」というニュースが流れた。精神科や心療内科に通う患者の2割が、睡眠薬などを過剰に処方されているとする調査結果を医療経済研究機構がまとめ、専門家は「依存性への対策が必要だ」と述べた。

睡眠薬や不安を和らげる抗不安薬は精神科や心療内科の外来で広く処方されていますが、使い続けるとやめにくくなる危険があるため、製薬会社各社は薬の添付文書で1日当たりの最大の使用量を、代表的な薬に換算して15㎎としています。これらの薬のうち、「ベンゾジアゼピン系」と呼ばれる薬について、専門家で作る医療経済研究機構が患者１１０万人分の薬局での処方箋のデータを調べたところ、最も新しい昨年11月のデータでは1日に15㎎を超えて薬を処方されていた人は全体の19・1％に上り、3倍以上処方されていた人も2・1％いました。また、厚生労働省は昨年度、3種類以上の薬を病院が処方した場合、診療報酬を請求できないとする新たな制度を導入しましたが、薬の量に大きな変化は見られず、効果は限定的だとしています。

（2015年9月4日　NHK）

睡眠薬依存になっている患者さんの中には、診察室でいかに眠れないかを訴え続け、睡眠薬を処方してもらうまで帰ろうとしない人がいる。完全に依存症になっているな、と感じる患者さんが多くいる。睡眠薬依存症を治すには前項のデパス依存症からの離脱と同じように、病状に合わせた段階的な減薬プロセスが必要だ。

介護施設の職員から睡眠薬を求められることもよくある。入所者が夜中に大声を出したり歌ったり、暴れたりするので、睡眠薬の処方を懇願されると本当に困る。しかし当の本人は夜中に機嫌良く歌っているだけで、何も困ってはいないようだ。昼間に施設の外で散歩や運動をさせてあげれば、疲れて自ずと夜によく眠ってくれるはずなのだが……。しかし多忙を極めて、半うつ状態になっている介護職員さんに、そんなことを言うのも躊躇（ためら）われる。つい「利用者さんではなく、あなたが睡眠薬を飲んでみたら」と言ってしまったら、ものすごく嫌な顔をされた。

これまで医者はむやみに睡眠薬を出しすぎてきた。その結果、20代から30年間飲み続けている、という人もいる。しかし睡眠薬を長期間飲み続けると耐性ができてしまい、どんどん効かなくなってくる。

「最近、睡眠薬を飲んでも眠れません。もう1錠増やしてください」

こんな訴えに対して希望通り増やすことが、一番時間がかからない対応だ。そして1錠が2錠に、2錠が3錠になり、服用期間が長引くほど依存が高まる。だからなかなか抜け出せないという悪循環にまんまと陥る。かといって服用期間が長い人が突然やめると、不安やパニックなどの禁断症状が出ることがある。睡眠はレム睡眠とノンレム睡眠の1時間半が1セット。通常、一晩に5セット繰り返す。だから理想の睡眠時間は1.5時間×5=7時間半とされているが、5〜6時間でスッキリと目覚められる人もいるし、8時間は寝ないと日中眠くて眠くて仕方がない、という人もいる。

「最近、明け方に目が覚めるんです。これって不眠症ですか?」と外来に相談に来る高齢者がおられる。多くは年のせいだろうが、そのあと眠れなくても二度寝でもいいから、しばらくはベッドの中で体を休めておくことをお勧めする。睡眠時間が徐々に短くなる高齢者が睡眠薬を飲むと、朝目覚めても睡眠薬の作用がまだ残っている場合がある。午前中は頭がぼーっとして、**ふらつき↓転倒↓骨折・入院↓寝たきり↓認知症**という悪循環に陥ってしまう人もいる。さらに年を取って人生の終わりが近づくと、再び睡眠時間は長くなっていく。ウトウトする時間が伸びて、赤ちゃんに返っていく。つまり人生の最終段階に差しかかると睡眠薬はもはや不要。その前にやめどきを考えるべきである。

◉マイスリーで物忘れ？

今、日本でもよく使われている睡眠薬、ゾルピデム（商品名：マイスリー）の説明書には、副作用について＊眠気　＊耐性・依存性形成　＊朦朧（もうろう）様態、一過性前向性健忘（いっかせいぜんこうせいけんぼう）と書いてある。一過性健忘とはあくまで一時的な物忘れという意味であり、継続はしないということだが、長期間毎日服用していれば連続するわけで、当然、物忘れ気味になることがある。つまり睡眠薬の副作用で、今日何を食べたのか、何を誰と会話したかをまったく覚えていない可能性がある。単に薬の副作用なのに認知症と勘違いして、抗認知症薬を追加される高齢者が少なくない。

さらに最近のアメリカでの調査によれば、ゾルピデムも自殺、または自殺企図リスクと大きく関連している。ゾルピデムを飲んでいた人のほうが、使っていなかった人に比べて、自殺・自殺未遂が2倍多いという。最近では、依存症になりにくいという触れ込みの**オレ**

キシン受容体拮抗薬（商品名：ベルソムラ）や、メラトニン受容体作動薬という睡眠薬（**商品名：ロゼレム**）も登場した。初めて睡眠薬を飲むという人にはこの2系統が推奨されている。しかしやはり薬物による睡眠であるし、当然副作用もゼロではない。睡眠薬の副作用に端を発して死んだ人はいるが、不眠そのもので死んだ人を見たことはない。臨床現場では年々睡眠薬が多用されている。もし使うのであればあくまで短期間ないし期間限定と説明すべきだ。そして可能ならば開始時から〝やめどき〟と〝やめかた〟をゆっくり説明すべきなのだが、忙しい外来診療の中ではなかなかそんな時間が取れないのが現実だ。

◉やめかたの実際

依存性が強いとされる**ベンゾジアゼピン系睡眠薬を使っている人には、非ベンゾジアゼピンを半量ないし少量上乗せしておく。そしてベンゾジアゼピン系を2分の1、4分の1とゆっくり減量していく。そして非ベンゾジアゼピンだけにして、これも同様に2分の1、4分の1とゆっくり減量していき完全離脱を目指してほしい。**基本的には前項の抗不安薬のやめかたと同じだ。朝日をしっかり浴びて日中に6000〜8000歩程度を歩いている人には、時間がくれば必ず自然な睡魔が襲ってくる。そのタイミングを逃さずに床に入ることが大切である。時間がきたから寝るのではなく、眠くなるから寝るのである。

睡眠薬のやめどきはここだ！

＊まだ依存性ができてない、服用して３カ月以内

＊物忘れが増えてきたとき

＊人知れず抱えていた悩みが解決されたとき

＊主治医に「増量はできない」と言われたとき

＊抗認知症薬を処方されたとき

＊死にたい、と思うようになったとき

＊毎日６０００～８０００歩、歩く習慣がついたとき

薬のやめどき「胃腸薬」(パターンC)

◉歩かないのに飽食の時代

日本人は胃腸薬が大好きである。あなたの家の薬箱にも、絆創膏とともに常備されているのは胃腸薬ではないだろうか。顆粒、錠剤、液体薬など多種多様な胃腸薬がコンビニでも簡単に買える。「常備しているとなんだか安心できる市販薬ナンバーワン」は胃腸薬なのだろう。ここまで胃腸薬好きなのは、薬好きの日本人という国民性に加えて、飽食国家・日本の現在の裏返しでもある。

私は、ある夜間高校の主治医を拝命している。月に一度、健康講話を行い、年に一度、健康診断もしていると、年々、肥満の子どもが増えていると実感する。

そうした子どもたちは、小学校からの通り一遍な「食育」なるものによって(食事の内容はどうあれ)、1日3食食べないと死んでしまうと思っている子がいる。

一方、起きるのが夕方で、食事のリズムがないという子もいる。また、戦後すぐに子ども時代を送った現在70代後半の先輩方にも、一番の成長期にひもじい思いをしたがゆえに、

1日3食食べることこそが、豊かさの証であると信じて疑わない人もいる。高度経済成長期よりこの方、この思い込みは後期高齢者になっても根強い。しかし、戦後70年、日本人の食環境は大きく変わった。そして我々は年々歩かなくなった。さらに肉体労働よりも頭を使うデスクワークが増え、肉体を使う仕事に従事する人は減っている。肥満が増えるのは当然だ。胃腸の膨満感や胃もたれや胸やけなどの不調（機能性胃腸症、FDという）を訴える人も増える一方だ。

私は、下痢や胃腸の不調を訴える人には、

「とりあえず2食絶食してください。水分だけちびちび摂ってね」

と助言する。しかし患者さんによっては、驚いてこう言う。

「えっ？　2食も抜いたら死にませんか？」

……私が倒れそうになる。

「死にません。お腹やお尻に脂肪が貯金されているでしょう？　外から栄養が入ってこなければ、その脂肪貯金が少しだけ消費されますよ」

「でも食べないと胃腸に負担がかかるでしょ？　だから胃薬を出して」

溜息しか出ない。

胃腸に自信がないときは、まずは食べないことと、飲まないこと。

水かお茶だけにして胃腸の自然回復を待つことが鉄則だ。たとえ胆石が動いてのう炎を起こしても2~3日絶食すれば、たいていの人は回復する。胃腸も芯から休まる。胃腸の不調には薬ではなく、絶食、つまり胃腸の休養なのである。胃痛の原因が職場や家庭の人間関係のストレスであるという人も多いだろう。**哲学者アドラーによるとストレスの原因の大半は人間関係に起因するという。**

いずれにせよ日本人は胃腸薬に頼りすぎだ。そもそも毎日飲むようなものではない。市販薬を1週間以上飲んでも効果が見られないときは、医師に診てもらうべきだ。

置き薬がないと気が済まないという人は、百年以上も昔から重用されている正露丸を置いておくとよい。これは日局木(にっきょくもく)クレオソートなどの生薬が主成分となっていて、特に軟便や下痢症状で困ったときは、腸内の水分バランスを調整する。ロートエキスを含まない正露丸であれば(正露丸は商品名でなく一般名で、さまざまな種類がある)腸の運動を止めないので副作用の心配はない。

◉胃薬が認知症リスクに

狭心症や心筋梗塞、脳梗塞における血栓予防のために処方される低容量アスピリン(商品名:バイアスピリン)には、副作用として胃粘膜だけでなく、小腸にまでも消化管粘膜障害を起こすことが稀ではないことがわかっている。そのため、プロトンポンプ阻害薬（PPI、商品名：タケプロン、ネキシウム、パリエットなど）が同時に処方される。これは胃酸分泌を強力に抑える薬で、H2ブロッカー（市販品は商品名：ガスター10など）より強力だ。バイアスピリン錠とプロトンポンプ阻害薬の併用は、いわば定番セットであり、すでに合剤も発売されている。しかし後期高齢者になっても胃酸を長期的に抑えることには、私自身は少々懐疑的だ。

たしかに胸やけや胃もたれが解消するだろうが、胃酸を止めてしまうデメリットもイメージしておきたい。胃酸は食べ物を胃の中で殺菌し、消化して小腸に送り出す。胃酸の原液のpHは、なんと1～1・5（空腹時）。皮膚にかけたら溶けてしまうくらい強酸だ。しかし薬によって胃酸の分泌を長期的にほぼ止めてしまうと、さまざまな雑菌がフリーパスで小腸に入ってしまう。当然、下痢する人もいる。胃酸は、本来は邪魔者ではなく、人間が生きていくために必要なもの。

最近、このプロトンポンプ阻害薬が腸内細菌叢を変えてしまい、認知症のリスクを高めるのではという意見がある。また、プロトンポンプ阻害薬でもH2ブロッカーでも、長期的な使用により、体内でビタミンB12の欠乏状態を引き起こす可能性があることもわかっている。ビタミンB12は不足すると、貧血や慢性疲労、さらに深刻化すると、うつ状態を引き起こす。多くの高齢者を診ている私も、「これはあり得るなあ」と直感している。しかも、加齢に伴い、胃酸を作り出す胃壁細胞自身も減少し老化もし、胃酸分泌は衰えてくるので、どこかでやめるタイミングがあるはずだ。ひとつは胸やけなどの自覚症状がなくなったときである。

胃腸薬のやめどきはここだ！

＊後期高齢者になったとき

＊不調の原因は食べ過ぎだと気がついたとき

＊プチ断食（半日～１日半）という養生法を知ったとき

＊食事量を減らして調子がよくなったとき

＊胸やけがなくなったとき

○薬をやめて症状が出るならＰＰＩを半量に減らしてしばらくの間、維持をし、症状のあるときだけ頓服で飲むという方法もあることを知っておこう！

薬のやめどき「骨粗しょう症薬」（パターンC）

◉骨年齢ブームに踊らされるな！

昨今各テレビの健康バラエティ番組を見ていると「お肌年齢」「髪年齢」「血管年齢」「脳年齢」という言葉がよく出る。芸能人にさまざまな検査をさせては○○年齢を競わせて、一喜一憂させる。どうしてこんな企画をやるのかは、肌年齢の後に化粧品のコマーシャルが流れることでわかる。つまり、○○年齢というのは商品を買ってもらうための誘導作戦だったりする。なにもテレビＣＭに限ったことではない。医療の世界でも同じことが行われている。

◉メタボからロコモへ

「メタボ」や「メタボリックシンドローム」という言葉が日本人に浸透して10年以上経った。国は２００８年からメタボの特定健診を始め、10年後の２０１８年には、医療費を２兆円削減するぞと張り切っていたが、このメタボブームに乗った製薬会社や食品会社の儲けといえば、2兆円どころではないはずだ。そして昨今は、「ロコモ」＝ロコモティブシンドローム（運動器症候群）と、骨粗しょう症薬の時代である。ロコモティブシンドロームとは、日本整形外科学会が2007年に提唱した概念で、「運動器の障害」により、要介護になるリスクが高まる状態のことを言う。ここ数年、メタボに代わる新しい言葉として、ロコモ対策の啓発が花盛りになってきた。**「ロコモ対策」「ロコモ度テスト」、そしてロコモ予防を謳う「骨年齢チェック」などが全国各地で盛んに行われている。**

ロコモ対策のターゲットになる骨折とは、主に大腿骨近位部（だいたいこつきんいぶ）骨折と椎体（背中の骨）骨折である。大腿骨近位部の骨折には手術が行われることが多いが、半分は元通りには歩けなくなり、認知症が進行する。**一方、尻もちではなく、知らない間に腰椎（ようつい）などを圧迫骨折しているケース**（いつのまにか骨折）も多い。椎体骨折がひとつあると次の椎体骨折が起きる可能性が3倍に、2つ骨折があると8倍に増えるので、**「骨折連鎖」**という言葉まである。私の経験では、腰椎5本と胸椎12本の計17本のすべてが圧迫骨折している人を診たことがある。その人はそれでも遠方からバスや電車を乗り継いで通院されていたが、一度に17本が折れたわけではなく、1本1本が長期にわたり折れた結果であった。当然背中は大きく曲がるので、逆流性食道炎も併発していた。

◉1280万人もいる骨粗しょう症

加齢とともに骨の密度は低下してスカスカになっていき、骨粗しょう症と呼ばれる。骨折しやすい状態だ。日本には1280万人もの骨粗しょう症患者さんがいるという。

特に女性は、**閉経以降は女性ホルモンであるエストロゲン分泌が低下**するために骨粗しょう症になりやすい。

意外にも、最新の骨粗しょう症の診断基準にも骨密度の測定が必要であるとはどこにも書かれていない。しかしもし骨密度を測定するのであれば「デキサ法」で行ってほしいが、この機械は大きな病院にしかない。他の測定法は誤差が大きく、信頼性に課題が残る。

◉自分でできる骨粗しょう症の診断

そもそも治療対象となり得る骨粗しょう症の有無は、患者さん本人が簡単に知ることができる。**骨折歴の有無と身長の短縮**を知ることが大切だ。

つまり大腿骨近位部骨折や椎体骨折や肋骨骨折などの既往があるかないかである。**そして2㎝以上の身長低下は椎体骨折も関連している。**ちなみに圧迫骨折には3つの形態がある。楔形（くさびがた）、中央陥凹型、まんべんなく型の3つだ。椎体骨折がひとつあると次の圧迫骨折が3倍に、2つ骨折があると8倍に増える「骨折連鎖」となる。**大腿骨骨折の**既往歴も同様で、片方を骨折した人はもう片方も骨折するリスクが数倍高くなる。また意外かもしれないが、肋骨骨折をすると骨折を起こす確率が2倍高まることもわかっている。

日本には1280万人もいる骨粗しょう症のうち、薬物治療を受けている人は2割程度である。最大の治療ターゲットは骨折した後であるが、転院先の病院や施設がマルメ医療（包括医療制度）であることが多く、一番先に切られるのが骨粗しょう症の薬だという。

しかし、そこそこ元気な人なら薬を飲む前に、毎日の運動と、カルシウムとビタミンDを多く含んだ食事を心掛けることのほうが格段に大切である。カルシウムはビタミンDと同時に摂ることで、腸管での吸収率が高くなる。年とともに骨密度が減っていくのは当たり前の自然現象だ。**高齢者の骨粗しょう症は「病気」という側面と「老化」の側面が重なっている。**

歩ける人は、日常生活の中でただ歩けばいいだけのことだ。歩くだけで足の骨に重力がかかるから骨は強くなる。時間を見つけて屋外を一生懸命歩き、少しでも日光を浴びることが大切だ。ビタミンDの活性化には紫外線が必須である。ロコモ予防は歩くことに限る。しかし運動指導を重視する医師は多くない。

◉骨粗しょう症の薬にはいくつかのタイプがある

骨粗しょう症の薬は大きく分けて、

＊骨が溶けるのを抑えるタイプ
＊骨の形成を助けるタイプ
＊骨代謝の調節をするタイプ

の3つに分かれるが、**数ある骨粗しょう症薬の中で大腿骨近位部骨折や椎体骨折予防のエビデンスがある薬剤は、ビスフォスフォネートとデノスマブのみである。そしてビタミンDの補充は食事とサプリメントで十分であることをまず覚えていてほしい。**

白血球に作用して骨が溶けるのを抑制するビスフォスフォネート（商品名：ボナロン、ベネットなど）は高い効果が得られる。ごく稀ではあるが顎骨（がっこつ）の炎症や**顎骨壊死**という骨の一部が壊死するという重篤な副作用が起こることがある。これは、歯科治療の後に起きやすい。そのため抜歯などの歯の治療を避ける傾向にあった。しかし最近はデノスマブを続けながら、注意して歯科治療を行うのが世界的潮流になりつつある。

そして**6カ月に一度、皮下注射すればいいデノスマブ（商品名：プラリア）**が2013年より承認され、広く使用されている。こちらは血中のカルシウムが低下するためビタミン

Dとカルシウムの合剤の内服補充も並行して行うことになっている。

デノスマブは1本約2万8000円（年間約6万円）で、副作用防止のために、カルシウムとビタミンDの混合剤が年間1万5000円で、合計7万5千円の医療費がかかる。優れた薬であると思うが、副作用よりも薬価が高いことが最大のネックだと思う。だから、この治療薬のやめどきのひとつは、「値段が高いと感じたとき」となってくる。

◉寝たきりの人に投与する意味とは？

しかし、すでに寝たきりの患者さんにビスフォスフォネートを飲んだり、デノスマブを注射することにどれだけの意味があるのだろうか。

寝たきりになり椎体骨や足の骨に重力がかからなくなれば、急速に骨密度が低下する。椎体骨の圧迫骨折で飛び出した骨が脊髄の神経を圧迫することもある。その痛みで寝返りが打てない、眠れないという人は在宅医療でも多い。通常の痛み止めでは痛みを抑えることができず、**慢性疼痛という診断名がついて医療用麻薬を使うこともある。**寝てばかりで椎体骨に重力がかからないので、骨密度はますます低下して痛みが増していくなど、悪循環に陥る人もいる。そこでデノスマブ投与により、痛みも緩和されることを経験している。

あるいは、オムツ交換時に**大腿骨が折れるオムツ骨折**が起きることもある。最近ではそれが医療訴訟や介護訴訟に至ることがあり、萎縮介護を招く事態になっている。だから寝たきりになっても、いや寝たきりになったからこそ骨粗しょう症の治療をするべきだ、そしてたとえ胃ろうになっても死ぬまで投与を継続すべきだと主張する専門医が多い。確かに一理ある。しかし寝たきりになると、骨粗しょう症の痛みを感じない人が多い。そのような人は薬をやめてもいいのではないか。痛みが出てから緩和医療として再び開始してもいいのではないかと考える。

◉ビスフォスフォネートとデノスマブのやめどき

そもそも**ビスフォスフォネートが骨密度を増やす効果は3〜5年で頭打ちになる**ことが知られている。そこで中止しても薬の成分が骨にしっかりくっついているので、数年間は効果が持続するという。だからビスフォスフォネートは一生続けなければならないわけではない。一旦お休みするのもありだ。

そして糖尿病、ＣＯＰＤ（慢性閉塞性肺疾患）、ＣＫＤ（慢性腎臓病）、ＳＡＳ（睡眠時無呼吸症候群）が、骨粗しょう症のハイリスクなので早期から対策をするべきである。一方、デノスマブはあくまで「抗体」であるので、中止すれば短期間で効果がなくなる。だから半年間効いているとしても、半年後に次を打たないと急速に骨密度は低下する。そのため**急に中止するのではなく、一旦、ビスフォスフォネートを挟むことでワンクッションをおいてから中止したほうがいいと言われている。**ワンクッションの期間についてはケースバイケースと考える。

◉NNTから見たビスフォスフォネートの立ち位置

NNT(Number needed to treat)という指標がある。あるエンドポイントに到達する患者をひとり減らすために、何人の患者の治療を必要とするかを表した数字である。

たとえば、**大腸癌のリスクを半分にする架空の薬剤があるとしよう。**大腸癌の発症危険性を5年間で3000分の1とする。この場合、5年間治療を継続した場合のNNTは6000である。すなわち、この薬で60000人を治療することで、大腸癌になる人の数はひとり減る(ふたりからひとりになるため)ことが想定される。NNTは**薬剤経済学**において重要な指標となる。海外ではNNTの高い薬に対する支払い請求を**保険会社**が拒否することも起こり得る。すなわちNNTは小さいほど薬剤の価値がある。

ちなみに**ビスフォスフォネートのNNTは91**である。つまり91人治療をすれば、ひとりの大腿骨近位部骨折を減らせることがわかっている。では他の90人はどうなるのか? よく聞かれる質問だが、残念ながら残りの90人には薬の恩恵はない。

しかし予防医療とはその程度のもの。過度の期待は禁物だ。ただし骨粗しょう症においては糖尿病、ＣＯＰＤ、ＣＫＤ、ＳＡＳがハイリスクなので介入する価値が高くなる。

ちなみに脳梗塞や心筋梗塞を防ぐための**低用量アスピリンのNNTは30**である。そして**ピロリー菌除菌療法のNNTは男性15、女性23**とかなり低い。つまり除菌する意義は高いと言える。そうしたＮＮＴの視点から骨粗しょう症対策を考えてみると、やはり歩けるのであれば歩くことに勝る予防法はないと思う。

骨粗しょう症治療薬のやめどきはここだ！

＊ビスフォスフォネートを3～5年以上続けているとき

＊デノスマブの治療費が高くてつらいと思ったとき

＊骨密度がその年代の平均値の8割に達したとき

＊ちゃんと歩けており、骨折や痛みがないとき

＊マルメの病院や施設に入ったら経済的理由で切られたとき

＊寝たきりになったとき

＊寝たきりでも背中などの痛みを訴えないとき

＊食事やサプリメント等でビタミンDが充分取れているとき（ビタミンDはシラス干しやイワシの丸干し、身欠きにしんなどに多く含まれています）

薬のやめどき「抗生物質」（パターンC）

◉肺炎が死亡原因の第三位に

日本人は抗生物質が大好きだ。風邪を引くたびに「マイシンをくれ」という高齢者が何人かいる。これは昔、結核で多くの人が命を落としていた時代に、ストレプトマイシンという高価な薬を、それこそ親戚からお金をかき集めて打ってもらっていた記憶がどこかに残っているのだろうか。

しかしご存じのように風邪はウイルス感染なので、**風邪だけであれば基本的に抗生物質は不要である。**不要であるばかりか、**使いすぎると耐性菌の問題や腸内細菌叢が乱れて、下痢や、ときには偽膜性腸炎を引き起こして血便が出る。**

◉老衰とがんと肺炎の間

風邪をこじらせて肺炎になる高齢者は多い。そして、肺炎で死ぬということは、大変皮肉なことだが、実は古くて新しいことである。肺炎が脳梗塞を抜いて日本人の死因の第3

位になり、全死者の約10%弱を占めている。なぜ死因が肺炎の人が増えているのか？

医師が書く死亡診断書には死因を書く欄がある。死因とは死亡の原因のことで、原死因とも言われる。原死因とは世界保健機構（WHO）によれば「直接死亡を引き起こした一連の事象、起因した疾病・損傷」と定義される。つまり末期がんの人が最終的に肺炎を起こしても原死因は、「がん」と記載されるべきである。人口動態調査や死亡統計は死亡診断書に書かれた病名を基に作成されている。

◉死亡診断書になんと書くか？

では、死亡診断書に書かれる原死因は医師によって変わるのか？

あくまで私見だが、「変わる」と思う。その理由として3つ挙げてみたい。第一に医師による見解の相違だ。末期がんに併発した肺炎を治せればもう少し生きられたと考える医師は、がんではなく肺炎を原死因とする場合があり得る。第二に社会的影響を考える場合だ。たとえばがんという病名を公表してほしくないと家族から要望される場合があり得る。理由はいろいろだが、がん家系や遺伝性のがんの場合、それは遺族にとっては世間にあまり知られたくない個人情報であるという考え方もある。そして第三の理由として、たとえば在宅看取りの際には、肺炎と書くか、老衰と書くべきか迷う場合が少なくない。

もし「肺炎」と書くと遠くの親戚から「なんだ、肺炎も治せなかったのか、入院すれば治せたのではないか」と言われて後味が悪くなることを懸念する場合がある。その場合は多少の「肺炎」があっても「老衰」と書く場合もある。だから迷う場合は家族とよく相談してから病名を書くようにしている。

中には「老衰」としか言えないケースがある。しかし最後の1日だけ熱が出て少しゼコゼコしていたのでおそらく軽い肺炎を併発したのだろう。そんなことは決して稀ではなく純粋な老衰はあまり多くない。若い医師は純粋な老衰であっても「老衰」とは書きたがらない。かなり昔の話だが、**「老衰なんて書くな！」**という指導をしていた上級医師がいた。

一方、20年以上町医者をしている私は積極的に（？）「老衰」と書くようにしている。ご家族にも「生き切りましたね。老衰での大往生、平穏死です」などと説明している。つまり病院と在宅では「老衰」に対する認識にかなりのズレがあるように感じる。しかしまだ平均年齢に達していない人に「老衰」を書くときには迷うので家族とよく相談する。

「老衰」という言葉を嫌がる家族と、反対に喜ぶ家族がいる。「大往生」や「平穏死」という言葉で在宅療養を支えてこられた家族の労をねぎらうには「老衰」という言葉のほうが相応しい場合が多い。

日本人の死因第3位が、「肺炎」である理由を、死亡診断書の観点から考察してみた。末期がんや老衰で亡くなった人でも、死亡診断書には「肺炎」と記載する場合もあると。私たちは空気と一緒にさまざまなウイルスや細菌などの病原微生物を吸い込んでいる。健康な状態であれば、体内の免疫の防御機能が作動して病原微生物の増殖を阻止するので病気には至らない。しかし、風邪が長引いたりストレスで体力や免疫力が低下すると、自力では病原微生物を排除しきれなくなり肺炎に至ってしまう。冬になるとインフルエンザが流行するが、その二次感染として細菌性の肺炎に至るケースもある。

◉高齢者肺炎の9割が誤嚥性肺炎

さて、高齢者に圧倒的に多いのが誤嚥(ごえん)性肺炎である。高齢者の肺炎の9割以上は誤嚥性肺炎と言われている。年を取って、飲み込む力（嚥下機能）が衰えてくると、食べ物や唾液が食道ではなく誤って気管のほうに入ってしまい、喀痰(かくたん)として排出しきれないと、肺に炎症が引き起こされる。老化に伴い誤嚥が増えるのは当たり前のことだ。解剖学的に人間は声を出して「話す」という能力を獲得した代償として「誤嚥もする」ことになった。

しかし介護施設や病院では誤嚥性肺炎を過度に怖れている。訴訟になれば負ける可能性があるからだ。だから食事中にムセやすくなった人に対して、「これ以上食べたら誤嚥性肺炎で死ぬかも。だから胃ろうを造りなさい！」と、**経口摂取の中止と胃ろう造設をセット**にして勧めるところがある。しかし食事中のムセが直接的な原因で誤嚥性肺炎にはならない。誤嚥した食べ物は喀痰としてうまく排出するので、肺炎には至らない。呼吸機能や免疫能の低下で、喀痰としてうまく処理や排出ができない場合に肺炎に至るのだ。

では胃ろうを造れば誤嚥性肺炎にならないかといえば、それも違う。実は、高齢者の**誤嚥性肺炎は食事中ではなくて、夜間睡眠中に口腔内の唾液や胃から逆流したものが気管内に垂れ込んで起こる**ことがわかっている。むしろ口から食べない人のほうが口腔内には嫌気性菌が増えるため、肺炎のリスクが増加する。いずれにせよ、日々の口腔ケアや肺炎球菌ワクチン接種による肺炎予防と、最期まで食べるための工夫や嚥下リハビリなどの**「食支援」**こそが、超高齢多死社会医療の大きな課題となってくる。

抗生物質のやめどきはここだ！

＊単なる風邪に抗生物質は不要と知ったとき

＊口腔ケアがしっかりできているとき

＊誤嚥性肺炎を抗生剤で治療しても効かなくなったとき

～高齢者の肺炎について知っておいてほしいこと～

1　誤嚥性肺炎は夜間睡眠中の不顕性誤嚥で起きる

2　口腔ケアと嚥下リハビリによる予防が大切

3　肺炎に至れば、治療は抗生物質しかない

4　誤嚥性肺炎を繰り返せば、抗生物質が効かなくなる

5　最後は本人の体力、免疫力、生命力

その他、さまざまな薬のやめどき

◉C型肝炎治療薬のやめどき

かつてはほとんど治しようがなかったC型肝炎は、肝臓がんの大きな原因である。しかし現在では、ソバルディやハーボニーという飲み薬を3カ月飲むだけで完治できる時代になった。C型肝炎ウイルスの発見からわずか30年足らずであるが、医学の発達には目を見張るばかりだ。

600～800万円もする薬剤費には、国からの援助があるので、わずか3万円で95％の確率で完治することができる。問題は、何歳までウイルス除去療法を行うのかだ。インターフェロン治療のときは、原則70歳までと言われたものだが、現在の飲み薬でのウイルス除去に年齢制限はない。**実際のところ、大病院では85歳前後まで行われている。私が知る限り、最高齢は91歳である。**驚く数字であるが、現実には85歳がC型肝炎治療のやめどきである。しかし多くの専門医や私も80歳くらいと考えている。

◉ピロリー除菌療法のやめどき

胃がんは肺がんに死亡率が抜かれたとは言え、日本人の国民病のようながんだ。**ピロリー菌の除菌により胃がんのリスクが3分の1に減る**ことがわかり、慢性胃炎だけでも除菌療法が保険適応になった。除菌療法に際しては、胃カメラで胃がんがないこととピロリー菌がいないことを確認することが前提となる。PPIと2種の抗生剤を朝夕に1週間服用するだけで除菌ができる。

現在、もっとも除菌成功率が高い除菌薬はボノサップというセットで成功率は9割である。1割の不成功例には、ボノピオンというセットで2次除菌が健康保険で行われるが、その成功率は95％だ。つまり**99・5％の確率でピロリー菌が駆除**できる時代となった。

では何歳まで除菌療法をやるべきだろうか。明確な指針はないが、専門医の間では（私も専門医だが）**75歳までと言われている。70歳まででいいのではないかと言う医師もいて、私も同意する。**C型肝炎の85歳と比較すると10歳ほど若いが、これは肝臓がんと胃がんの生物学的悪性度の違いだと考えてもいいだろう。胃がんは内視鏡検査で早期発見すれば9割以上の確率で、しかも腹腔鏡治療で完治する時代である。

◉逆流性食道炎治療薬のやめどき

加齢とともに逆流性食道炎が増加する。これは命にかかわらないが、日々の生活の質にかかわる**典型的なQOL（生活の質）病**である。甘いものや油ものの食べすぎや、骨粗しょう症により背中が少し曲がるほどに増加する。しかしPPIという強力な胃酸分泌抑制剤の登場で、ほとんどの症状が緩和される時代になった。PPIを処方されている高齢者は多い。ではいつまで飲むのか、とよく質問を受ける。

逆流性食道炎に対するPPI治療のやめどきは、症状がなくなったとき、と私は答える。

内視鏡的に高度な逆流性食道炎は、一定期間PPIを継続すべきであるが、高齢者の軽症例ではPPIは困ったときだけの服用でいいと考える。ただし低用量アスピリン（バイアスピリン）を服用していて、副作用としての胃潰瘍などの予防目的でPPIを服用している人も増えている。

その際は、低用量アスピリンのやめどきがPPIのやめどきとなる。

◉アレルギー性鼻炎治療薬のやめどき

年々、花粉症の人が増加している。種々の抗アレルギー剤を年中、服用している人がいる。あるいは慢性の皮膚掻痒症(そうようしょう)に対して抗アレルギー剤が投与されている場合もある。チョコレートなどの砂糖菓子の食べすぎであることが多いので、まずは食事指導する。

いつまで飲むのか？　と問われたら、これも逆流性食道炎同様に命にかかわらないQOL病なので、症状が軽快すれば一旦やめてみてもいいだろう。あるいは症状があるときのみ頓服的に飲んでもいいのではないか。介護施設に入所する人の多くにPPIや抗アレルギー剤を持ち込むが、一旦やめてみるようにしている。

◉心房細動治療への抗凝固療法のやめどき

加齢とともに心房細動という不整脈の頻度が増加する。

心房細動があると左心房内に血栓ができて、脳に飛んで脳塞栓を起こすことがある。野球の長島茂雄さんやサッカーのオシム監督は、この病気で倒れた。**一般の脳梗塞より、心原性脳塞栓は症状が重篤**で、ときに致命的である。そこで血栓形成を抑制する種々の抗凝固剤が投与される。従来、安価なワーファリンが用いられてきたが、納豆などの食事制限があったり微調節の手間があった。しかしこの数年は、新たに数種類の抗凝固剤が発売されて開業医への宣伝合戦が盛んになっている。ただし若年者にはカテーテルアブレーションという根治療法が普及しているのでそちらが優先される。

いずれにせよ、抗凝固剤を飲んでいる高齢者が増加しているが、いつまで飲めばいいのだろうか。こうした予防医療のやめどきに対する明確な答えは難しい。その人の生き方にもよる。私自身は特養への入所対象である要介護3ないし90歳くらいで中止することがよくある。**抗凝固剤にももちろん副作用がある。**転倒して頭部を打撲して脳の表面の血管が切れて出血した場合、抗凝固剤を飲んでいる場合には血腫が大きくなる場合がある。このように出血した場合を想定して中和剤まで入っているプラザキサという薬もあるにはあるが、抗凝固剤をどこまで続けるのかは、とても難しい命題である。

◉関節リウマチ治療薬のやめどき

関節リウマチに対する治療法の進歩は著しい。メソトレキセートや生物学的製剤の進歩で早期発見・早期治療が可能な人が出てきた。昔は慢性関節リウマチと言ったが、今ではすぐに治る人も増えたので〝慢性〟の文字が消えた。

関節リウマチは、炎症反応ゼロを目指して複数の薬剤を併用することが多い。若年者では数種類以上を服薬している人が多いが、年を重ねるほどに、要介護度がアップするたびに、まずは多剤投与からの脱却を目指すべきと考える。**最後に残るメソトレキセートや生物学的製剤はいきなり中止するのではなく、徐々に減らしていくという方法を勧める。**完治を目標とする関節リウマチ治療とＱＯＬ改善を目指す関節リウマチ治療では薬の意義が違ってくる。後者においては関節痛などの自覚症状の有無と年齢や要介護度を目安にやめるべきだろう。少なくとも死ぬまで飲む薬ではないと考える。

◉非結核性抗酸菌症治療のやめどき

肺結核となんとなく似ているが、**非結核性抗酸菌症**という別の病気が近年急増していると報道されている。**肺結核と違い、伝染病ではない**ことが最大の特徴である。しかし慢性の咳や血痰に悩まされることがある。肺結核は一定期間、３～４種類の抗結核薬で完全制圧を目指すが、非結核性抗酸菌症は同様の抗結核剤や抗生剤を一生続けることになっている。しかし完治はしない。若い人であればそれもいいが、高齢の要介護者には私はそれをしない場合が多い。

免疫能を上げるために補中益気湯（ほちゅうえっきとう）などの漢方薬を使いながら、血痰が酷いときだけクラリスを１週間程度飲んでもらうことにしている。すでに抗結核薬を飲んでいる人の場合、そのやめどきは難しいが、要介護状態になったときがやめどきであると考える。

まだまだやめどきを考える薬があるだろう。それは今後の課題であろう。以上をたたき台として「やめどき学」なるものができて発展してほしい。

◉やめどきがないと考える薬剤（死ぬまで）

最後に、死ぬまで飲めるのであれば、飲んでいい薬、つまり、やめどきがない薬もあると考える。思いつくままに書くと、**がん性疼痛などに対する医療用麻薬**をはじめとする**疼痛緩和薬**、**便秘薬**、**骨粗しょう症薬のデノスマブ**、**睡眠薬**などである。それ以外の薬には、どこかでやめどきがあると考える。

次章では、もっと俯瞰的に、なぜこんなにも薬のやめどきが見えなくなっているのか、その背景と、現代医療のカラクリを考えていく。

第2章

薬をやめて体調が良くなる、元気になる人がたくさんいる！

1 薬を全否定するのではなく、「やめどき」を考えよう

2016年の週刊誌は薬批判、医療批判が花盛りであった。

火をつけたのは『週刊現代』で、「医者に出されても飲み続けてはいけない薬」だの「断ったほうがいい薬と手術」だの、センセーショナルな見出しが躍った。

私の診察室にも、多くの患者さんがその週刊誌や記事のコピーを握りしめて入って来られる。

「先生、この薬は危険なん、知らんやろ!」

記事には、クレストール（コレステロールを減らす薬）やミカルディス（高血圧治療薬）やジャヌビア（糖尿病治療薬）など、具体的な薬の名前が並んでいる。当院でもそれを飲んでいる人が多いので、説明に結構な時間を取られることになる。

「エラい先生が危険やって言ってるんや！　あんたもよう勉強せえ」

と怒鳴られる。ええと、私もその記事の中に登場してコメントしているのだが……(自分で言うのもなんだが、過激な記事の中で私はどの号でも真っ当なコメントをしているはずだ)。

混乱を来しているのは当院だけではなく、日本中の医療機関の外来がキリキリ舞いしていることだろう。医師たちは雑誌を読んだ患者さんの詰問を受けて、困惑しているのは確実だ(怒鳴られることは少ないだろうが)。

実際、医師たちの会合や勉強会に顔を出すと、そこでの話題はもっぱら、『週刊現代』の薬特集への苦情ばかりなのである。

「けしからん記事や。あんなに医者叩きをして『週刊現代』は訴えられへんのか」

医師たちは怒り心頭だ。当初は、みんな新聞広告の見出ししか読んでいないようで咎(とが)められなかったが、やがて私が毎号登場していることが発覚してからは、仲間からも非難(ひなん)囂々(ごうごう)、週刊誌の取材に対応すること自体を責められた(ちゃんと読んで頂ければ、私に非はないことはわかってくれるはずなのだが)。

『週刊現代』は毎号のように薬批判、医療批判を特集してずいぶん部数を伸ばしたようだ。それを追いかけるようにして、『週刊ポスト』をはじめ、他の男性週刊誌も似たような企画をぶつけてきた。書店では奪い合いになるほどで、駅の売店ではどこも売り切れていると、ある女性患者さんが教えてくれた。

得てして『週刊現代』に限らず、週刊誌というものは、「危険だ！」「飲むな！」などと極論しか言わないものだ。「〇月に大地震がやってくる！」とか、「来年こそ中国が戦争を仕掛けてくる！」というのと同じ。しかし、地震が起きなくても、戦争を仕掛けられなくても、もうその頃には読者も忘れているから、「あのとき間違ったことを書いていた！」と怒る人はめったにいない。そして編集部の人たちは、「出版不況の今、煽るだけ煽らないと、雑誌を買ってくれないから仕方ない」という論理で今日も極論を書き続けている。ほとんどの医療記事が全否定から入るから、「そんなに危ないもの出しとるんか」「医者はやっぱり信じられん」となってしまう。しかし医療者側からしてみれば、そんな無茶苦茶な出版の論理のために、暴れる患者さんの説明に時間を取られるのだからたまったものではない。医療現場に混乱を来しているのは事実で、腹が立つのは当然だろう。

しかし私は、どちらの論理もわからなくはない。確かに『週刊現代』は言い過ぎだし、真実と眉唾の記事が玉石混交である。でも、世の中にこのくらいの衝撃を与えなくては、今、日本の医療界が抱える問題――多剤投与や残薬問題、あるいは薬物療法に依存しすぎていることなど——は、改められない面もあると感じる。
だから、同業者の批判覚悟で毎号、『週刊現代』の取材に応じてきたのだ。

2 後期高齢者（75歳）以上の5人に1人は、10種以上の薬を処方されているという異様さ！

大の医者嫌い・薬嫌いだという90歳の男性が、ちょっと体調を崩して入院した。すると、看護師たちは口々にこう言ったという。

「えっ？　90歳なのにお薬ゼロ？　何も飲んでいないの？　あり得ない！　今までどんな生活をしていたんですか？」

「まるで僕のことを、未開の地からやってきた他民族を見るように言うんですよ」とその男性は笑って教えてくれた。それくらい、医療者にとっては、薬がゼロの超高齢者というのは珍種的存在のようである。

血圧が高いとか、コレステロール値が高いとか、高齢者は体のどこかしらに不調を抱えているものだから、7〜8種類もの薬を飲んでいる人は珍しくない。中規模病院における後期高齢者の処方に関するある論文では、**後期高齢者の約20％が10種類以上の処方を受けているという結果だった。**

しかし、これを異様と言わずなんと言おうか。薬を飲んでいることで、かえって具合を悪くしているケースが珍しくない。

最近、私が経験した例である。要介護3で寝たきりの90歳代の女性の家族から、真っ黒い便が出るということで往診を依頼された。一見して、上部消化管出血、おそらく胃潰瘍から1～2ℓ出血したらしく、ショック状態の前段階だとわかった。

在宅医療もしている開業医が2週間に一度、診に来ていたという。飲んでいた薬を見せてもらうと、なんと20種類を超えていた。腰痛のための鎮痛剤、骨粗しょう症の薬2種、筋緊張緩和剤、ビタミンB1、ビタミンB12、ビタミンD、そこに降圧剤3種……その中のひとつ、鎮痛剤のロキソニンの副作用で胃潰瘍ができたのだと推測した。在宅の寝たきり患者さんでも、20種類以上の薬を飲んでいる、というか、飲まされているのだ……。内心驚きながら、すぐに必要な処置をして結局入院することなく在宅で回復させることができた。

前医の悪口を言うつもりは毛頭ないが、おそらくこれが日本中に溢れている現実ではないだろうか。

私が今まで見た中で一番薬が多かった人は、**30種類ほど飲んでいた。**これにはさすがにビックリした。

高血圧の薬（降圧剤）だけでも5系統10種類以上。その内訳を言えば、カルシウム拮抗薬が2剤、ＡＲＢが2剤、利尿剤が2剤（降圧剤の系統や種類については後述する）もあったからだ。さらに胃薬、めまいの薬、糖尿病の薬、骨粗しょう症の薬などなど。一度に飲む量は、小さな茶碗一杯くらいあった。

その人は、**「ふらふらします」**と言って受診されたのだが、降圧剤は血圧をムリに下げる薬だから、これだけ飲めばぼんやりしたり、ふらふらして足元がおぼつかなくなるのは当たり前。

出すほうも出すほうなら、飲むほうも飲むほうだ。ビックリしながらも、「これだけ降圧剤を飲んでも人間って死なないのだなぁ」と妙な感心をしたのだった。

私は「これと、これだけ飲んで」と2種類ずつ減らそうかとも思った。しかし、このときは、「全部やめようか」とつぶやいたことで、患者さん自らが一気に全部やめてしまった。まさに『週刊現代』のような乱暴さだが、2週間ぐらいしたらその人は顔色がすっかり良くなって、再び外来に現れた。

「先生の言う通りにやったら、むっちゃ調子良くなりました」

2週間前とは別人のような満面の笑顔だった。血圧も正常上限だったので減塩と歩行の指導だけでしばらく様子を見ることにした。

もちろんこれは極端な例だ。

しかし、薬をやめたり減らしたりして、体調が良くなる例はそれこそ枚挙に暇がない。

3 薬には必ず、「副作用」がある！多剤投与になれば、副作用は無限に増える！

多剤投与の患者さんの薬に優先順位をつけて、ひとつずつ減らしていくだけで、驚くほど元気になる患者さんが多い。

でも、なんだかヘンな話である。元気になるために薬を飲んでいたはずなのに。

私は個人宅だけではなく、いくつかの介護施設での主治医を務めているのだが、入所して来られる方はたいてい数種類、ときには10種類以上もの薬を持って来られる。認知症のために、自分で何を何種類飲んでいるのか認識していない人も多い。医師に言われるまま、家族やヘルパーさんに機械的に飲まされているのだ。副作用を自覚していても、言葉にして訴えられない人だってたくさんいる。もっと言えば、「認知症」の症状だって、もしかしたら薬の副作用によるものかもしれない。だから、介護施設への入所を契機に、薬をうんと減らすのが私の最初の仕事になる。

誤解のないよう申し添えるが、**私は「薬は要らない」とか「飲んではいけない」などとは言っていない。必要のない薬を出さないようにしよう、飲むのは最小限にしましょうと、きわめて当たり前のことを言っているだけある。**

薬には多かれ少なかれ、役に立って人を幸せにする働き、つまり効能がある。

ケガなどで膿がたまってジクジク痛む、熱も出て辛いといった症状が、抗生物質でけろりと治ったりする。昔、死の病だった肺結核や肺炎が治せるようになったのは、抗結核剤やペニシリンをはじめとする抗生物質のおかげである。こうした薬のおかげで、日本人が流行り病で命を落とすことが激減したから、平均寿命が一気に延びたという時代背景もある。

このように、細菌をやっつけるとか、痛みを抑えるといった薬の働きのことを「主作用」と呼ぶ。一方、本来の目的とは違う予期せぬ反応（多くは好ましくないもの）を「副作用」と呼んでいる。

みなさんに覚えておいてほしいのは、「どんな薬にも副作用はある」ということ。ただ、それが害を及ぼさないように使っている。うまく使えば恩恵にあずかることができるのだから、有用なところを見ないで薬を全否定したら、やっぱり損な目に遭うのだ。

1種類や2種類ならば、その副作用もある程度予測できる。しかし、5種類、7種類、10種類と数が増えれば、それによる副作用が出る組み合わせは、天文学的で、症状は複雑なものになり、どこにどんな副作用が現れるかは、とうてい把握しきれない。つまり、多剤投与となればなるほど、薬の副作用に悩まされる可能性が際限なく広がってしまう。

だから、週刊誌が「薬が危ない」とセンセーショナルに書きたてるのも、まったく的外れというわけではない。多種多量の薬を、長い期間にわたって飲んでいる人が、現実にたくさんいる。

そんな人たちが、「こんなたくさん飲んでいても大丈夫だろうか?」「これ、いつまで飲むんだろう?」と気づくことになった。

私は、これは良いことだと考えている。

ただし、「たくさん薬を飲んでいるからやめたい」というとき、患者さんが勝手に判断して中止してはいけない。急にやめると危険なケースが、少なからずあるからだ。**必ず医者とよく相談してからにしてほしい。**しかし、たいていの医者はあまりいい顔をしなかったり、怒り出すこともあり、内心、穏やかではない。というのも、善意で「やめることは良くない」と信じている医師もいる。あるいは、**「薬をやめる、減らす」ことを考えたことがない**という医者も少なくない。今、薬を飲んでいる人が「やめたい」と声を上げたとき、どうするのが一番いいか、本章でみなさんと一緒に考えていきたい。

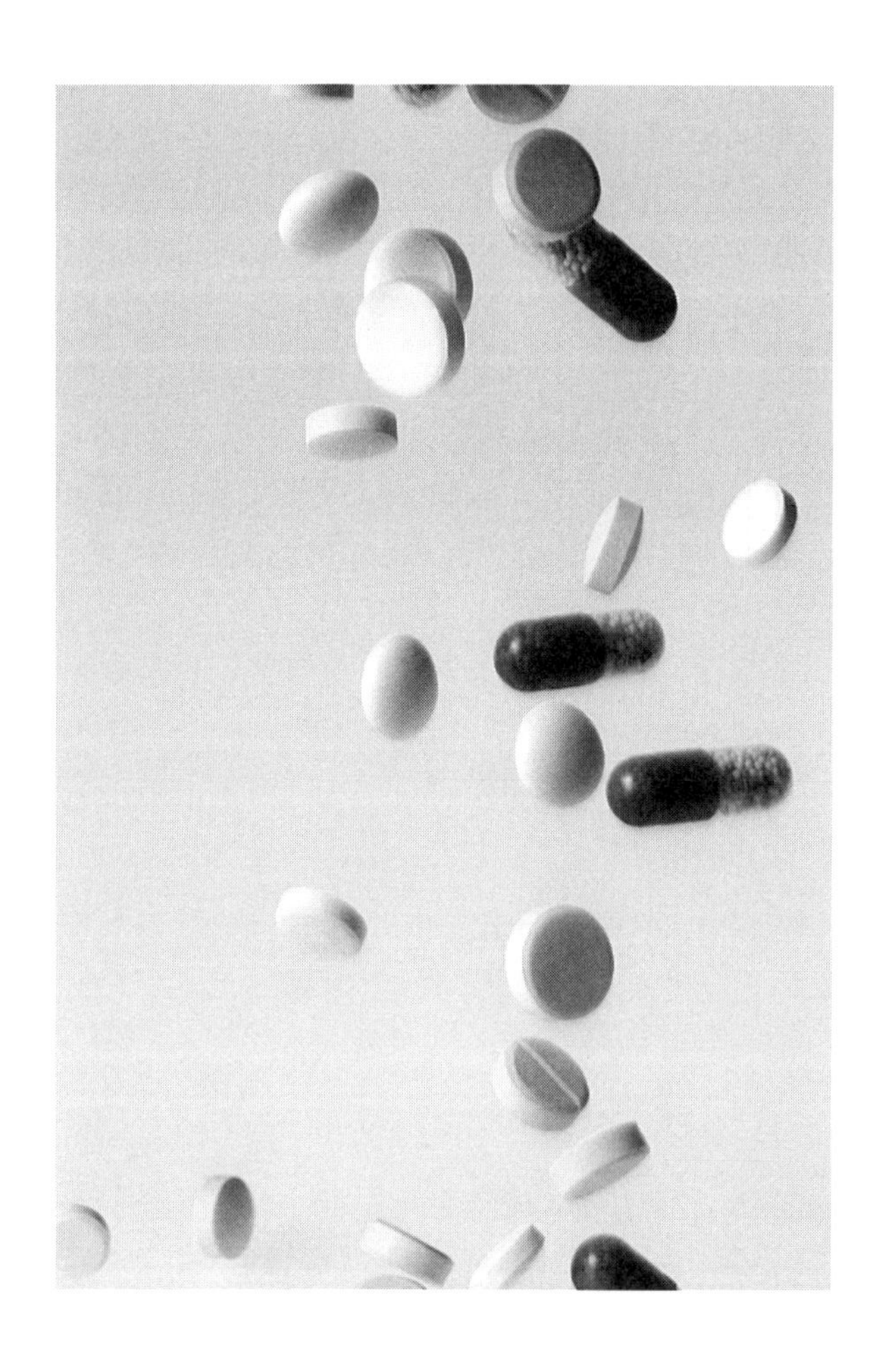

4 なぜ薬が増えるのか――医療界の事情

これは少々お恥ずかしいことではあるが、事実として自分自身が経験した事例を伝えておきたい。

私は30代後半で尼崎に開業してから7年間、ひとりで患者さんを診ていた。商店街の中にある20坪ほどの雑居ビルで、レントゲン室はわずか一畳。〝世界一狭い診療所〟を謳っていたくらいだったし、開業当初は患者さんも少なかったから、なんとかなっていた。徐々に患者数も増え、手狭になったので今のクリニックに近距離移転。8年目くらいからかなり忙しくなって、2人の後輩医師に常勤医として来てもらい、計3人態勢で診療する複数医師体制に移行した。

同時に外来診療を年中無休にしたり、在宅療養支援診療所を併設して24時間365日の在宅医療を始めたり、「病人に休みはないのだから」とクリニックを拡充させてきたので、今では常勤医7人と整形外科などの非常勤医も合わせると十数人ほどの医師で、年中無休体制で診療している。外来診療は午前も午後も3～4診体制なので中規模の病院の外来のような規模になった。しかし医師の数に比例して、ひとりあたりの患者さんに投薬している薬の数が年々増えてしまうという悩みがある。

薬を減らすべく努力しても増えていくのが、薬。大病院で多剤投与になる理由は、当院の歴史を振り返ると理解できる。だからこそ患者さんの力も借りなければ、この問題は医師だけでは到底解決できない。

雑居ビルの2階で私がひとりでやっていたとき、**「当院では薬は3つ以上出しません」**と大きな貼り紙をしていた。当時から薬が増えつつあると感じていたので、自戒も込めて貼り出していたのだ。ところが22年もすると、規模に比例して薬の種類も増えたのである。複数医師体制が進むほどに、薬の種類が増える。

なぜそうなるのか。たとえば循環器が得意な医師が診たら、循環器の薬をしっかり出すだろうし、消化器が得意な医師なら消化器の薬をしっかり出すだろう。整形外科の医師なら、整形外科の薬を出す。私のクリニックでは専門領域を前面に出さない総合診療を目指しているのだが、薬の数だけはなかなか私の思惑通りにはいかない。

一方、病院となると、数十から数百人もの医師の集合体である。ひとりの患者さんを複数の医師、複数の診療科が診ることが普通である。そのたびに薬が出るから、合計すると種類も量も増えていく。たとえ総合診療科という看板を掲げていても、そこに一元化する人は少ない。総合病院というと、なんでも揃っているデパートのように聞こえて患者さんは安心するのだが、皮肉なことに**総合的に診られないのが総合病院であるとも言える。**

そして国の方針もあり、状態が安定している患者さんは、大病院から地域のかかりつけ医に「逆紹介」される時代である。紹介状にある沢山の投薬をとりあえず引き続き処方することになる。あるいは同じ内科であっても、循環器科、消化器科、神経内科、整形外科の4つの科から4通の紹介状を頂くこともある。それぞれ薬が5種類であっても4科からの処方を総合すると自ずと20種類になる。

高血圧があって、糖尿病、コレステロールも高い、尿酸も高い、腎臓も少し悪い、認知症がある、腰が痛い——こんな患者さんは山のようにいる。先述したように、それぞれ薬が2種類ずつ、合計10種類出ているなんてざらである。高血圧に対して、カルシウム拮抗剤（商品名：アムロジン）とARB＝アンジオテンシンII受容体拮抗薬（商品名：ミカルディス）が処方されている。

高脂血症に対して、スタチン系製剤（商品名：クレストール）と小腸コレステロールトランスポーター阻害剤（商品名：ゼチーア）。糖尿病に対してアマリールとメトグルコ。そして消化器内科からは逆流性食道炎治療薬と便秘薬と整腸剤が処方されている。さらに神経内科からは認知症に対して、アリセプトとメマリー。さらにさらに整形外科からは骨粗しょう症に対して、ビタミンDとビスフォスフォネート製剤（BP製剤）など、**ひとつの病名に対して最低2種類の薬を出すことが、半ば慣例化している。**なぜか。

製薬会社が一様に、医師に併用を勧めてくるからだ。

5 副作用を抑えるために、さらに薬が増えていく臓器別縦割り医療は「あら探し」医療だ！

さまざまな医学領域や、病気ごとに医学会が「どんなとき、どんな薬を使うか」というガイドラインを出している。このガイドラインでは薬に明確な優劣をつけていない。薬の名前の横に○、△と記号がついていて、**○のついた薬（ファーストライン）がいくつもある。**ファーストラインはいい薬だから、ふたつ組み合わせたらひとつよりももっといいだろう、もっと効くはずだ、という理屈なのだろう。

だが、本当に「いい」のだろうか？

たとえば降圧剤には6～7系統ほどあって、日本でもっともよく使われているのがカルシウム拮抗剤だ。これは血管を拡張して血圧を下げる。「グレープフルーツを食べないで

ください ね」と言われるのが、この系統の薬。グレープフルーツの成分によって、薬の吸収が増加して〝効きすぎる〟恐れがある薬だ。

同様によく使われる降圧剤がARB(=アンジオテンシンⅡ受容体拮抗薬)やACE阻害薬という系統で、血管収縮や体液貯溜、交感神経活動亢進を抑制することで血圧を下げる。カルシウム拮抗剤に比べて副作用が少ないと言われてはいるが、咳が止まらなくなる人がいる。副作用で咳が出ているのに、風邪を引いたと医師に言い、風邪薬や咳止めを投与されることもある。

最初から併用ありきで、薬の組み合わせの研究もいろいろ行われている。たとえば汎用されているカルシウム拮抗剤とARBを飲む場合、朝、両方をいっぺんに飲んだらいいのか、どちらかを朝、もう一方を夜に飲むのがいいのか、ふたつとも夜がいいのか、4通りの組み合わせがある。いろいろ検証された結果、ARBを朝飲んで、寝る前にカルシウム拮抗剤という組み合わせがいいとわかった。このようにして、併用する場合の服薬タイミングと、最適とされる薬の種類などエビデンスがやたらと示されているのである。

こうした併用療法は降圧剤に限らない。高脂血症の薬も、認知症の薬も、糖尿病の薬なども、基本的に同様だ。2種類の薬で効果が不十分というとき、もう1種類追加を推奨する専門家も多い。しかし副作用の出方は、2種類でもわかりづらいのに、3種類ではさらに複雑になる。

副作用を抑えるために、薬が増えるという場合もある。今、高齢者に一番処方されているのは、低用量アスピリン（商品名：バイアスピリン）だ。

ＭＲＩを撮ったら小さな隠れ脳梗塞が見つかったというとき、すぐ「血液サラサラのお薬、出しときましょう」と言われて処方される。ところが、バイアスピリンは胃や小腸に潰瘍を作ることがあるので、必ず胃薬と併用が推奨される。定番の胃薬はＰＰＩ＝プロトンポンプ阻害薬（商品名：タケプロン、ネキシウム、パリエットなど）だ。副作用を予防するための薬を併用するのが標準治療となり、保険でも認められている。

同様に、鎮痛消炎剤のロキソニンときたら胃薬、麻薬のモルヒネを出したら必ず下剤と吐き気止めなど、**ひとつ出したら自動的にふたつ、3つになるキードラッグ（主要薬）がいくつかある。**

リウマチにはメトトレキサート（商品名：リウマトレックス）という特効薬があるのだが、これには葉酸というビタミン剤の併用が必須とされている。こうした併用を守らないと、極端な話、生命にかかわる重大な副作用があった場合、訴えられる可能性がある。バイアスピリンで血液サラサラになったけれども、胃潰瘍で出血して死亡したとなると訴えられる恐れがあるということだ。ひとつの目的で薬を出す際、自動的に2〜3種類に増えるのには、こうした事情もある。

また、今の大病院の医療体制は臓器別縦割りになっているから、それぞれの専門医が診れば、ひとりの人間に複数の病名がついた結果、10にも20にもなる。あるいは職場健診のような簡易検査ですら、どこにも異常のない人は2割しかいないのだ。つまり8割の人は〝病人〟にされる。

これがさらに詳しく診る人間ドックならば、もうほぼ全員になんらかの病名がつくだろう。言わば、**現代の臓器別縦割り医療は、「あら探し医療」という側面もある。あら探しの結果、さまざまな病名がつき、たくさんの薬が処方されるのだ。**

6 お薬ムラとお薬利権

　ここまで読まれた方には単純な疑問が思い浮かぶだろう。

「なぜ医者はそんなに薬が好きなのか？」「何かいいことがあるのか？　儲かるのか？」。20～30年前までは薬価差益（やっかさえき）というものがあり、確かに「薬で儲ける」ことはあったかもしれない。しかし現在では、そうした兆候はかなり薄れた。私のような院外処方の開業医の場合、1枚の処方箋に対する診療報酬は680円にすぎない。何十万円の薬を処方しても開業医の報酬は680円なので、儲かるのは製薬会社ないし調剤薬局である。**だから多剤処方＝開業医の儲け主義、という発想はまったくの的外れである。**むしろ6種類以上の処方箋を書くと、約300円ほどのペナルティが待っていることを知っていてほしい。では臨床医は、なぜ何かというとすぐに薬を処方したがるのか？　多くの人がもつ疑問だろう。

　批判を恐れずに言うならば、**それは多くの臨床医が製薬会社に〝洗脳〟された結果の**

〝習性〟ではないか。医学部教育においても卒後教育においても、薬については医学部教授や彼らによって構成される医学会のガイドラインを刷り込まれる。それらを主導しているのはさまざまなメディアで報道されているように製薬企業に他ならない。特に高血圧や糖尿病などの生活習慣病治療薬は多くの人が長年飲んでくれるので、製薬会社にとっては最高にありがたい顧客である。医学部教授により、一般臨床医に薬の処方を刷り込む一番効果的な方法は「薬の講演会」である。今や、臨床医の勉強会の9割が製薬会社主催であり、大半はスポンサーの薬の宣伝がかなりの割合で入っている。各製薬会社お抱えのセールスマンが教授に依頼して開業医などを何度も何度も洗脳していくのだ。その根拠といえば、自分たちが作ったエビデンスである。

しかしはっきり言うなら、エビデンスはお金があればどんなものでも作れていた。ディオバン事件の後も東大病院における論文の不正が指摘されている。これらはまさに氷山の一角にすぎない。医学部教授にとって製薬会社とは研究費と講演料をくれる、そしてカバン持ちをしてくれるありがたい人たちである。**製薬会社のポチ**になっているのだが、自分自身がそれに気がついていない教授もいる。もちろんそんな教授はごく一部であり、清廉潔白で真摯な臨床医学の教授が大半であるが。

しかし今や製薬会社にとってその10倍、いや100倍効率のいい薬の販売促進方法がある。それは学会専門医のみに処方権を与える「抗がん剤マーケット」である。薬の単価が何十、何百倍高い。がん医療においては、製薬会社のMRさん（医薬情報担当者）はその抗がん剤の処方権をもつ特定の専門医だけを対象に商売をすればいいだけの世界が広がりつつある。**がん対策基本法の負の側面とも言える。**

本書を理解するうえで、こうした背景も知りつつ減薬や中止を考えてほしい。つまり一部の週刊誌などで展開されているお薬批判には、当たらずといえども遠からずの部分が多分にある。もし「週刊誌はけしからん」と無条件に激怒する臨床医がいたら「かなり洗脳されているなあ」と疑ったほうがいいかもしれない。現実に、あれだけ名指しで批判された製薬会社が訴訟などの反撃をしていないことが、ある程度は真実であることを物語っているのではないのか。

たとえば次項で述べる抗認知症薬も**〝洗脳商法〟の典型**であるが、私がそれを正す会（一般社団法人抗認知症薬の適量処方を実現する会）を立ち上げた。わずか半年で厚労省から

「個別性を重んじる処方をしてもいい」という通達が出た。当たり前のことが当たり前ではないのが、抗認知症薬の世界だ。それでも誰かがらやらないと抗認知症薬の被害者が増えるだけ、という想いだけで志を同じにする現場の医師たちとともに活動している。そんな成果を上げても、一部の専門家はその連絡に賛同するどころか、**「エビデンスを示せ」**とか**「悪用されるのではないか」**と理解に苦しむ反撃を試みるという始末である。

ちょっと信じられないだろうが、そんな医師はお薬利権まみれだろうから、むしろ同情したくなる。**よほど洗脳が激しいのか、よほど利権を守りたいのか、**どちらかだ。いや、きっと、〝どちらも〟であろうか。

7 クスリは、リスク……睡眠薬で認知症になる？

どんな薬にも「副作用」があると先ほど申し上げたが、副作用も含めて、どんな薬にもリスクがある。クスリはリスク。講演会で、ときどきこんなセリフを吐くと、誰もがきょとんとしている。

しかし、どんな薬にもリスクがある。

特に高齢者の場合は、年を取るとともに肝臓や腎臓における薬の代謝機能が落ちるので、薬の作用が思ったよりも長く、強くなる傾向がある。だから副作用の出方にもとりわけ注意が必要だ。「血中半減期」という言葉をご存知だろうか。薬の成分の血中濃度が半分になるまでの時間のことをこう呼ぶ。薬によって、1日○回、という服用頻度が違うのは、半減期に差があるからだ。しかし、高齢になればなるほど、この半減期の時間が延びていく。若い頃は数時間で半減期を迎えていたはずの睡眠薬が、8時間、12時間で半減期を迎える場合もある。

それなのに、若い人と同じように、1日2回○錠という処方をきちんと守っていると、薬が効きすぎて体調が悪化することがある。

「最近ぼんやりしてばかりで、昼もウトウトする。認知症かもしれない」と私のクリニックを訪れた60代男性。

この人の場合、若い頃より飲み慣れていた睡眠薬が、ベンゾジアゼピン系の中でも半減期が長いタイプだった。しかし老化に伴い半減期がさらに延びて、翌日の昼間でも睡眠薬が効いている状態になった。

私は思い切って、半減期2時間という非ベンゾジアゼピン系の睡眠導入剤に替えてみた。すると、ふらつきも認知症状もすぐに消えた。

ベンゾジアゼピン系は人気のある薬だ。しかし、高齢者に長期間使用すると認知症を起こしやすくなるという論文が、2015年にイギリスの『BMJ』という医学雑誌で掲載された。最近、異論を唱える論文も出ているが、夜間転倒のリスクが高いことは間違いない。

高齢者の方には、非ベンゾジアゼピン系の半減期の短い睡眠薬がリスクが少ないからお勧めと言われている。

だが、年を取ってくると、生理的に睡眠時間は減ってくる。

だいたい4～5時間で目覚めるのが普通で、若い頃と同じように、10時間も12時間も一度も目を覚まさずに眠れる人など、まずない。

若い頃と比べて眠れないというのは、実は当たり前の話なのである。夜中にどんなに眠れなくても、それで昼間に眠気に襲われて生活に支障が出ていないのであれば、薬に頼らないほうがいい。

そのことを知らないと、「よく眠れません」と悩んで、睡眠薬に頼ることになってしまう。

高齢者がせん妄（意識障害が起きて、頭が混乱した状態）を起こしやすい薬には、睡眠薬や降圧剤のほか、胃薬もある。認知症の症状が薬によって引き起こされるのは、それほど珍しいことではない。

「万人にいい薬」とか「万人に安全な薬」など存在しない。

だからその人を診ないで「この薬はやめましょう」などとは臨床医であれば決して言え

ない。あえて言うなら「やめてもいい薬」と「やめてはいけない薬」という表現になるのだろうか。しかもそれは、人それぞれで違う。薬が必要な人には必要であるのが、薬というもの。その使い方が今、問われているのである。

繰り返しになるけれども、薬には必ずリスクがある。**メリットよりもデメリットが大きくなればやめる。メリットが上回れば使う。**それが大原則である。

8 波紋を呼んだ良書『薬は5種類まで』

高齢者の場合、薬を飲んだことで発生する不具合は、薬の種類が多くなるほど目立って増加する。このことを、東京大学大学院医学系研究科の秋下雅弘（あきしたまさひろ）教授（老年病学・加齢医学）がデータで示している。

これを見ると、**副作用が出たという「薬物有害事象」は6剤以上、転倒の発生頻度は5剤以上で明らかに増えているのがはっきりとわかる。**秋下教授は多剤投与（多剤併用）の問題点を、薬同士の相互作用が起きることだとはっきりと指摘している。3種類以上の薬を飲むとどうなるのか調べた研究は、実はない。研究はなくても、人間の体の中では実際に相互作用が起きている。多剤投与で調子が悪くなっている現実を、老人医療に携わる医者は毎日のように経験している。

そうはいっても、必要な薬は飲まなくてはいけない。**日本老年医学会は「5種類を目安にする」**という意見でまとまった。日本老年医学会は文字通り、高齢者の医療を専門とする医師らで組織している医学会で、私も会員である。この学会で理事を務めている秋下教授は、2014年に『薬は5種類まで』（PHP新書）という一般向けの本を出した。私は以前から何度も秋下教授の話を聞いていたし、彼の意見はその通りだと思っている。この本も「そもそも、その薬は必要なのか？」という疑問をはっきりと述べている。すごく良心的でいい本だ。

高齢者が飲まない方がいい薬を具体的に挙げて、主な副作用の症状も書いてある。少し引用してみよう。

降圧薬の中枢性交感神経抑制薬は、脈が減り、めまいをもたらします。睡眠薬と抗不安薬ではベンゾジアゼピン系が高齢者に副作用をもたらします。実は睡眠薬の多くはベンゾジアゼピン系ですので、十分な注意が必要です。抗うつ剤では3環系といわれるタイプのものが、副作用をもたらします。これらは、高齢者に認知症まがいの症状をもたらします。

これらの薬は高齢者に投与すると、ふらつきや転倒、うつ病や記憶障害、食欲低下や排尿障害などが引き起こされることがある危険なものです。私が外来で診ていても、年のせい、あるいは病気のせいだと思っていた症状が、実は薬のせいで引き起こされていた、ということがよくあります。

あまりに頻繁にみられる症状なので、私たちはそれらを薬によって引き起こされた病気、つまり「薬剤起因性老年症候群」と呼んでいます。

高齢者にふさわしくない薬があるのは事実ですが、ここで強調しておきたいのは、もしあなたやあなたの親御さんが「慎重投与薬」を処方されていたとしても、素人判断で飲むのをやめるのは、とても危険だということです。

薬は急にやめるとこわいのです。

たとえばベンゾジアゼピン系の睡眠薬や抗うつ剤はパタッとやめると病状が悪化します。それもゆっくり悪化すればいいのですが、急に悪くなることがしばしばです。やめるときはかなり慎重にしなければいけません。

降圧剤のβ遮断薬も急にやめるとこわい薬です。これらの薬は徐々に減らしていくのが鉄則です。

くり返しますが、薬をやめるときは、絶対に素人判断せず、専門家に相談してください。ふだんから診ている主治医の先生に相談するか、大学病院の老年病科など専門機関を受診する場合、紹介状があるとより正確な診断ができるでしょう。

『薬は5種類まで』の中には、日本老年医学会による「高齢者に対して特に慎重な投与を要する薬物のリスト」（2005年）も示されていた。しかし、2016年現在では古くなった薬が多く、現状にそぐわないところも多いので、日本老年医学界による「中止を考慮するべき薬物もしくは使用法のリスト」を基に、私がアレンジをした**「長尾版　やめどきを考慮すべき薬物もしくは使用法のリスト」**を巻末に載せたので、是非参考にして頂きたい。

秋下先生が書かれた『薬は5種類まで』は良書だが、医療界や製薬業界からは異論や多少のクレームも出たと聞いた。後でも詳しく述べるが、製薬業界は世界的な大企業が莫大な資金を投下して新薬の開発を競い合う、激しいビジネスの世界だ。大学にも製薬会社から多額の研究費が投下されている。

製薬会社は「こんな本を出すなら、今後資金提供はできない」と強硬な態度に出てもおかしくはない。そして、秋下教授の意見を支持するような私のような医師には、製薬会社の恫喝（どうかつ）だか威嚇（いかく）だか、なんらかの圧力がかかる可能性がある。

東京大学といえば、科研費（文部科学省と日本学術振興会による科学研究費助成事業としての資金提供）をダントツで受けている存在だが、それでも研究費は不足している。製薬会社の資金提供なしには、従来のレベルの研究をやっていけないのが日本の医学研究の実態である。だから製薬会社は「薬の宣伝をしないのならば兵糧攻めにするぞ」と医者を脅すことができる。もっとも、東京大学医学部卒の東大教授だからこそ、こんな先進的な本が書けたのかもしれない。これが地方大学の教授なら、自分の医局の研究費集めに汲々としているから、製薬会社に不利益になるような本は出しにくい。

『薬は5種類まで』に書かれている内容は、きわめて真っ当なことだ。秋下教授の勇気は素晴らしいと思う。

参考までに、左記に、各製薬会社の医師や医療機関等に関する資金提供額ランキング（2012年度）を掲載しておく。

医師や医療機関等に対する資金提供額ランキング

（単位:百万円）

順位	社名	総額（A~Eの合計）	A 研究費開発費等	B 学術研究助成費					C 原稿執筆料等	D 情報提供関連費	E 接遇等費用
				奨学寄附金	一般寄附金	学会等寄附金	学会等共催費	B 総額			
1	武田薬品工業	**40,048**	26,524	2,100	200	100	300	2,800	1,556	8,382	786
2	第一三共	**36,631**	22,794	2,230	492	136	385	3,243	1,746	8,031	818
3	ファイザー	**23,996**	11,686	1,362	78	112	365	2,055	1,106	8,814	335
4	ノバルティス ファーマ	**23,668**	8,976	1,388	422	106	225	2,141	1,558	9,911	1,082
5	MSD	**20,848**	7,241	1,886	998	108	670	3,664	1,178	8,600	165
6	田辺三菱製薬	**20,399**	10,289	2,020	238	105	223	2,585	1,294	5,648	583
7	大塚製薬	**19,959**	11,165	1,146	204	70	355	1,775	1,223	5,367	430
8	アステラス製薬	**19,334**	7,792	1,894	175	134	447	2,650	1,028	7,185	679
9	エーザイ	**18,759**	8,278	1,162	142	113	514	1,931	1,197	7,037	316
10	中外製薬	**18,114**	8,095	2,151	1,198	125	376	3,850	990	5,113	67
11	日本イーライリリー	**16,330**	9,862	338	130	78	0	546	632	4,889	447
12	日本ベーリンガーインゲルハイム	**15,814**	8,158	1,110	459	43	153	1,765	842	4,711	338
13	グラクソ・スミスクライン	**12,691**	5,605	943	163	73	224	1,403	943	4,622	118
14	大日本住友製薬	**12,341**	5,616	1,384	351	70	364	2,169	706	3,592	259
15	協和発酵キリン	**11,497**	4,351	930	394	72	155	1,550	675	4,250	670
16	小野薬品工業	**11,430**	5,416	495	20	69	112	697	866	4,269	182
17	塩野義製薬	**10,283**	6,264	1,016	18	64	140	1,238	480	2,204	98
18	サノフィ	**9,882**	3,711	856	264	52	270	1,441	956	3,525	249
19	アストラゼネカ	**9,825**	5,820	577	357	88	126	1,147	590	2,264	5
20	ヤンセンファーマ	**9,294**	6,182	255	66	17	154	493	423	1,893	302
21	大鵬薬品工業	**8,876**	4,559	996	286	57	150	1,490	535	2,075	218
22	バイエル薬品	**8,872**	4,504	183	210	49	320	762	560	2,803	243
23	旭化成ファーマ	**5,536**	2,798	488	46	50	138	722	434	1,335	247
24	持田製薬	**5,277**	2,406	382	344	20	99	846	423	1,504	98
25	久光製薬	**4,529**	2,014	40	126	5	111	282	175	1,902	155
26	大正製薬	**4,512**	3,893	322	26	39	201	588	23	8	1
27	鳥居薬品	**4,219**	2,919	449	15	14	49	527	135	524	115
28	キッセイ薬品工業	**3,668**	1,839	295	39	17	70	421	236	1,092	80
29	ブリストル・マイヤーズ	**3,548**	1,407	883	60	33	57	1,033	293	714	101
30	ヤクルト本社	**3,255**	1,809	479	95	20	79	674	172	575	25
	49社合計	441,074	226,956	31,513	7,896	2,270	7,558	49,475	24,564	129,854	10,270

＊日本製薬工業協会加盟70社のうち、9月17日までに資金提供額を公表した49社を集計。各社の資金提供額は2012年度決算期

9 「老い」を受け入れない人は、薬をやめられない！

高齢社会になった日本では「老い」と「病」の区別がつかなくなってきた。

昔ならば「老化ですね」の一言で納得してもらえていた症状に、高血圧や高脂血症、認知症、骨粗しょう症などといった病名をつけるようになった。

その結果、この国では「老いる」という自然の摂理がとてもわかりにくくなってしまった。生き物の寿命には限りがあるし、老化による病気は根本的には不可逆なもので、治らない。うまく付き合うことのほうが大切なのは誰でもわかる、はずである。ところが自分のこと、あるいは自分の親御さんのこととなると、いつまでも病気知らずで長生きできる、それが当然、と思う人がたくさんいるようだ。

90歳を超えても「いい医者にかかれば治してくれるはずだ」と、医者巡りを続ける患者さんだっている。「絶対にウチのお母ちゃんを殺すなよ」と70歳の息子が私を脅す。

薬を使わない医者でありたい私が、「それは病気ではなくて、老化です。老化を治す薬はないので出しません」と言おうものなら、怒り出す人がいる。

「長尾先生は薬を減らすばかりで出さないのでヤブ医者だ！」と文句を言われたこともある。「せっかく来たのに薬も出してもらえなかった」と家族が怒鳴り込んでくることも。訴えがあるたびに薬を出していくほうが、よほど仕事は楽なのだが……。

一方、私のクリニックで薬を減らして体調が良くなった人はいくらでもいる。ところが「長尾に薬を減らされた」と泣く患者さんもいる。

そんなクレームに根負けして、仕方なく元に戻すこともある。**薬好きはどうやら日本人の国民性のようで、医療＝薬をもらうこと、という思い込みがある人が多い。**つまり、**多剤投与は決して医療者や製薬会社の罪だけではない。医師と患者の共同責任なのだ。**医者に行けば薬が処方されるのが当たり前と思っている人も多い。だが、中には、「先生、そんなんやったら薬はいいです」「この薬飲んでも良くならないので、もう要りません」と断る人もいる。

薬は効果が実感できるものと実感できないものがある。いずれにせよ、薬に対する本音は医師にハッキリと告げてほしい。

「じゃあ、やめときましょうか」と医者がすぐに引っ込めるようであれば、つまりその薬は、たいして必要ない薬だということだ。

「あなたが薬を出してほしいと言ったから、出しただけです」と言う医者もいるだろう。薬局に行って袋をぶら下げて帰りたい人が多いから、「ほしいのかなと思って、一応気を遣って言っただけ」とばかりに、まるで手土産のように薬を〝サービス〟する医者もいる。

しかし、どんなにたくさんの手土産をもらったところで、その病が老化から来るものならば、根治することはない。どんなに医療が進化したとて、老化は不可逆のものだから。

人の寿命というのはある程度は予め個々の遺伝子に組み込まれているという。我々は、細胞分裂し続けながら生きている。細胞分裂すると、染色体は同じようにコピーされていくのだが、染色体の末端の部分「テロメア」だけはコピー不可で、細胞分裂のたびに短くなる。テロメアの長さには生まれつき個人差があって、長いテロメアの人ほど、細胞分裂可能な回数が多いため長生きできるというわけだ。

長寿で有名な長野県高山村の人たちは、比較的テロメアが長いというデータがある。しかし確実にテロメアを長くする薬、つまり老いを食い止める薬は現在、手に入れることはできない（NMNというサーチュイン遺伝子《老化制御遺伝子》を活性化させる薬が、その有力な候補薬だが、現段階ではまだ入手困難である）。

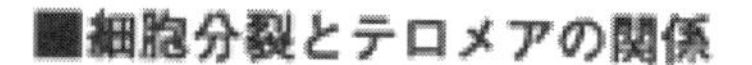

■細胞分裂とテロメアの関係

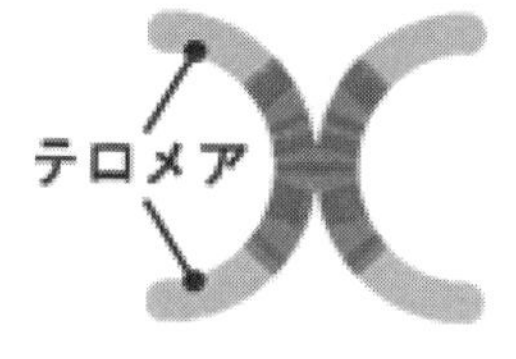

若い細胞は
テロメアが長い

細胞分裂するごとに
テロメアは短くなる

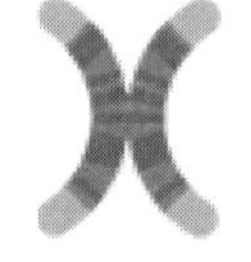

テロメアが短くなると
細胞分裂が止まる

10 国民皆保険制度がいかに幸福なことかを知ろう！

「薬は医者からの手土産」という場合がある。

あるいは**〝ぼったくりバー〟**のように一方的に処方される場合もある。また多くの患者さんは、医者にかかれば薬が出るのが当たり前だと思っている。〝ぼったくりバー〟と違うのは、国民皆保険制度のおかげで、自分の懐があまり痛まないという点だけ。しかし、納得できないのであれば**「納得するまで質問する勇気、断る勇気をもちましょう」**という話である。

休日夜間応急診療所では、夜中に高熱を出した赤ちゃんが来院したとき、「冷やして様子を見ればいいですよ」といって薬を出さないことがよくある。しかし「お薬も出ないのに治療費なんか絶対払わへん」と拒否する親がたまにいる。医療＝薬と信じきっているから「薬も出さないのに金など払えるか」となる。

湿布は薬局で買うと千円するものが、医者にかかれば百円でもらえる。私のクリニックでも、来院するたびに「湿布を10袋くれ」と言う人もいた。２０１６年の春から、湿布は一回の処方につき70枚までと制限がかかったが、仕方がないだろう。地元の駅前では、拾われた週刊誌と並べて、医者からもらったいろいろな種類の湿布や薬をバラ売りしている人がいる。通りかかるたびに、「俺の出したものもあるんやろな」と複雑な気持ちで眺めている……。

先に、多剤投与になる原因が**〝臓器別診療〟による医療の細分化**だと述べた。これは医療の現場から見た理由。医療制度から見ると**「国民皆保険」の根幹をなす「フリーアクセス」**が大きく関係している。「国民皆保険制度」とは、日本国民すべてがいずれかの医療保険に強制的に加入している国家制度ということ。「フリーアクセス」とは、国民が自分の判断で自由に医療機関を選択できることだ。

だから、天皇陛下の心臓手術を執刀したあの天野篤(あまのあつし)教授に手術をしてもらいたいと思えば、誰でも順天堂大学に行って申し込むことができるということ（実際は、何カ月待ちとなるかはわからないが）。しかも国民皆保険だから2～3割の負担金で済むし、自己負担には上限も定められている。医者の世界は寿司屋と違って、名医だから、ベテランだから値段も高いということもない。これほど恵まれた医療制度をもつ国は日本以外に存在しない。そんな世界がうらやむ国民皆保険制度は今年（２０１６年）、56歳を迎えたが、財政的な理由で大きな曲がり角を迎えている。

たとえばアメリカは皆保険制度ではないので、貧しい人は満足いく医療を受けられない。だから多剤投与は生じない。なんとも皮肉な話である。

話は飛ぶが、２０１６年の春、私はご縁あって、タイの医療状況を視察に行った。タイは、日本よりも地域格差があり、貧富の差も大きい。無医村も多くある。つい最近までは、一度も病院に行くことなく亡くなっていく人も多くいたようだ。コンケンというタイ東北部にある田舎町では、１カ月30バーツ（約百円）で医療が受けられる制度が整ったばかりだった。これは素晴らしい制度だと思うが、使われる薬はジェネリックだけだったり、担当する医師は研修医だったりと、医療の質という点では日本とはほど遠いところにある。

一方、日本ではフリーアクセスだから、よりいい医者にみんな行こうとする。それで医療の質が担保されている側面もある。しかし、多重受診も許されているという負の側面もある。そこに細分化して超縦割りとなった専門医制度が組み合わさるとどうなるか。

「ちょっとめまいがするから耳鼻科にでも行こう」

「ちょっと目が霞んできたから眼科にでも行こう」

「ちょっと膝が痛いから整形外科にでも行こう」

「ちょっとトイレが近いので泌尿器科にでも行こう」……

そもそもその症状、本当に専門医療が必要なのか？

まずはかかりつけ医に相談するのではダメなのか？

多剤投与は医師と患者の共同責任だと書いたが、多重受診に関しては、患者さん側にもっと責任があると考える。

私のクリニックに来る患者さんでも、毎日のように違う病院に通っている人がいらっしゃる。

「明日は糖尿病専門医に行くんですよ」

「糖尿病ならウチでも診ていますよ」

「いやあ、専門医でないと安心できませんから。それで明後日は○○病院の○○科、その翌日は△△病院の△△科に予約が入っています」

「それも全部、ウチで普通に診ているけどなあ」

「ふふふ、○○先生は男前で素敵やから、月に一度のお・た・の・し・み」

……こんなフリーアクセスもある。セレブ志向の人なら、「私は○○大学の先生に診てもらっている」ということが、「XXホテルでお食事をした」と同じ意味をもつ、ちょっとした自慢話になることもあるようだ。しかし、大学病院の専門医ほど、狭い専門領域しか診ていないので、他の病気があっても気づかない場合が珍しくない。そもそも複数の病院に日々通える体力があるのは、超元気である証拠。私なら、とてもそんな気力はない。

毎週のように外来にやって来るご婦人が、しばらく外来に来なかったときのこと、

「久しぶりやねえ。どこか行ってたの？」

「いえ、ちょっと風邪をこじらせて家で寝込んでしまいました」

まるで小咄（こばなし）のようだが、町医者の診察室では本当にこんな会話が交わされている。

11 厚労省も〝さすがにマズい〟と動き始めた⁉

テレビでよく**ゴミ屋敷**が話題になっている。

冷蔵庫の中がパンパンでないと落ち着かない人がいる。40代でもゴミ屋敷に住む人が増えているという。その背景にあるのは、不安。不安だから物を置いておきたい。そして「捨てられない」という気持ちの行き着くところがゴミ屋敷だ。

昨今、**社会が不安定だからだろう、セロトニンが不足して〝不安脳〟の人が増えている。**何か食べていないと不安な人もたくさんいるし、何でも溜め込んで不安を解消しようとしてゴミ屋敷になる人もいる。そう、**不安と依存は紙一重**だ。

在宅医療で自宅に行ってみたら、バッグ数個分もの薬を溜め込んでいる高齢者がいた。売れば何十万円分にもなると思う。あちこちのお医者さんや大学病院を回って、それぞれ

1カ月分の薬を出してもらってきたのだろう。それが何十袋もあった。薬をもらっても（正しくは買って、だが）飲まないのだ。事実、薬も持っているだけで安心という高齢者は多い。

「年を取る」とは「不安になる」ことでもある。冷静に考えれば、予備の薬など数日分もあれば大丈夫だと考えるはずだが、それは理屈。感情的には、必要とする量の10倍、いや、百倍あるほうが安心度が高まるという。だから、**ゴミ屋敷ならぬクスリ屋敷**状態の方は決して少なくない。

冷蔵庫を開けたら、インスリンが何十本も出てきた人もいた。認知症があるので打ち忘れているのである。でも不安だから病院へは行く。行くと（インスリンを打っていないため）血糖値が悪いから、専門医は首を傾げ、インスリンの量をどんどん増やしていったようだ。そしてもらったインスリンをよくわからないまま冷蔵庫に入れていく。これもお金に換算したら何十万円分になる。

在宅医療は「生活を診る医療」だから、我々は看護師・薬剤師も入って、どういう薬を飲んでいるのか、残薬がどれぐらいか、冷蔵庫の中までチェックする。

ところが大病院の医療はどうしても「生活を診ない医療」になりがちで、病気しか診ない。それも病気の全体像より検査数値ばかりを気にしている。糖尿病になれば血糖値だけを見て、薬を飲んでいるか飲んでいないかをチェックしないから、その患者さんがインスリンを自分じゃなくて、自分の冷蔵庫に与えていることなど想像もできないのだろう。処方されたのに飲まれない薬を「残薬」という。ある統計によると、出された薬の半分以上が飲まずに捨てられているという。

ただ、**残薬はあくまでも結果である。その上流には多剤投与がある。**繰り返しになるが**多剤投与は百害あって一利なし。患者さんを幸せにしない。**

さらに医療費、薬剤費の無駄は見過ごせない。日本の医療費はすでに40兆円を超えている。過去15年で約10兆円も増えた。その4割は薬剤費（調剤薬局）だ。

よく**「医療費の自然増」**といわれるが、本書をここまで読んでくれた人は、決して自然ではないことがわかって頂けると思う。

臓器別医療による細分化、患者の高齢化、さらに薬好きの国民性が重なり、多剤投与による無駄な費用が増大し、誰も止められなくなってきているだけだ。だから「不自然増」というべきだ。本当はもっと減らせる。医療費の中で一番減らせる部分は、まず薬剤費なのだ。それに加えて人間の尊厳も守ることもできるのだ。

ところが、正論を言うとあちこちに不都合が生じる。製薬業界や薬剤師業会は薬の売り

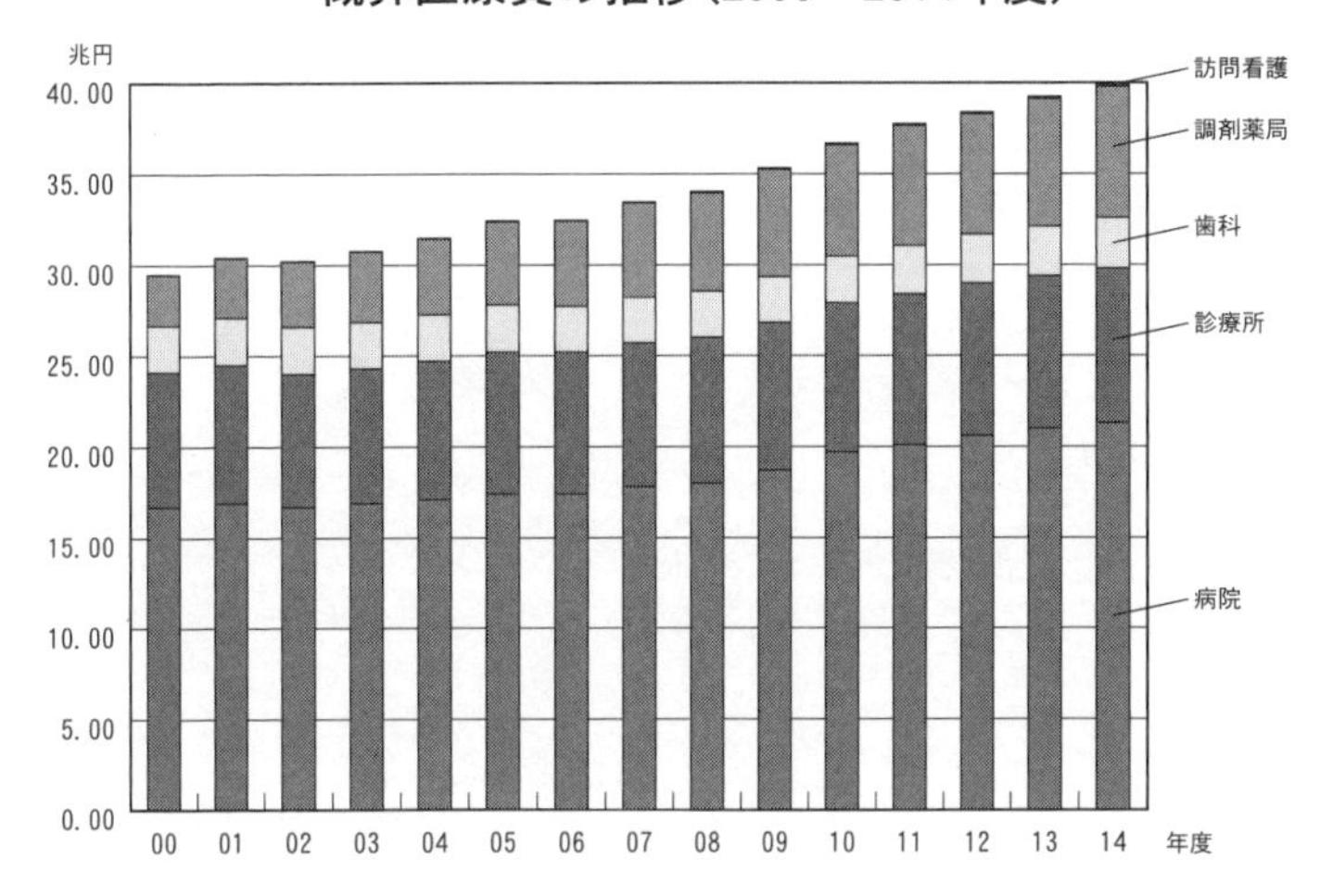
概算医療費の推移(2000～2014年度)
兆円
40.00
35.00
30.00
25.00
20.00
15.00
10.00
5.00
0.00
00
01
02
03
04
05
06
07
08
09
10
11
12
13
14
年度
訪問看護
調剤薬局
歯科
診療所
病院

上げが頭打ちになると明らかに困る。日本の製薬業界の規模は約10兆円、国を挙げて国際競争力を育てようとしている産業だ。その製薬会社から研究費が出なくなると大学も医者もすごく困る。**医療や薬の世界はいわゆる「おクスリ村」**だから、そこの村人たちはみんな困ることになる。だから薬の問題はきわめてアンタッチャブルないしタブーなのだ。しかし、このまま放置していいはずがない。患者さん個人の尊厳や幸福が脅かされるだけでなく、国家の存続にもかかわる問題にまでなってきたからだ。生まれたばかりの赤ちゃんのために、今、議論しないといけない。

ご存知の通り、医療費を含む社会保障費の増大は歯止めがかからない。消費税を8%から10%に上げる際の大義名分は、2%分は社会保障費に充てるということだったが、焼け石に水であることも周知の事実。

医療費、薬剤費の無駄はもはや許されない。現実に、オプジーボという年間3500万円もかかる抗がん剤（2017年2月より半額になる予定）には、薬価の引き下げや使用制限が検討されている。誰が考えても当然だろう。高額医療の適応になるので個人の負担は年間数十万程度、残りは保健組合の負担になる。これには国庫補助がある。皮膚がんの一種、悪性黒色腫に加えて、肺がん（肺扁平上皮がん）にも適応が拡大されたので、これを飲む患者さんは一気に増えた。現在年間7万人以上が肺がんで亡くなるので、その半数が適応になると仮定すると、年間1兆円近くが薬代に消えると計算された。

国（厚労省）も、多剤投与対策を講じている。**6種類までの投薬（内服薬）は、処方箋発行料は680円だが、7種類以上になると400円へと減額**されるルールとなった。つまり7種類以上の薬出すと医師に280円のペナルティが課されている。厚労省としても「薬は6種類まで」と考えているわけだ。

さらに、2016年の4月からは、6種類以上の薬を投与している人から一度に2種減らすと、医師に千円ほど入るようになった。

もっとも、薬を減らそうとすると怒る患者さんが多い。医師も、「千円もらっても仕方がないよな……」となってしまうから、実効性については甚だ疑問である。

ただ、今まで医療界は、薬は多ければ多いほどいいというのが常識で、「減らす」という発想はまったくなかったのだから、これは我が国の大きな転換だったことには違いない。

12 認知症の薬は、減らすと国からペナルティ？

国もいよいよ、薬を減らそうという転換期に来た！　と先ほど述べたが、一方で、増やさないと国から医者が怒られる理不尽なケースもある。

そう、その**代表格が「抗認知症薬の増量規定」**なるものだ。

横須賀では認知症の薬・ドネペジル（商品名：アリセプトなど）を飲んでいる認知症の患者さんが妻を刺し殺した事件があった（2015年）。アリセプトの興奮作用が関係しているであろうことは、医療現場にいる人間なら、誰もが想像できる。私は、『認知症の薬をやめると認知症がよくなる人がいるって本当ですか？』（東田勉氏との共著、現代書林）という、落語の小咄になりそうなタイトルの本を出しているが、これは小咄でも冗談でもなくて、本当に、認知症の薬をやめて認知症状が劇的に良くなる人がたくさんいる。それも少なからずいる。

アリセプトによって怒りやすくなり、興奮して噛みついたり、さらには刺し殺したりす

るのは副作用ではない！　と言い張る専門家もいるけれども、誰がどう考えてもそんなはずはない。興奮して大声を上げたり、暴力を振るったり、人格が激変する。患者さん本人も苦しいが家族も辛い、困り果てている。

それにもかかわらず、大々的に認知症キャンペーンを張っているＮＨＫの番組で、こんなひどいことを強弁している認知症治療の専門家を見て、目を疑った。

「怒りっぽくなったのは、薬が効いて家族の言うことがわかるようになったからだ。怒る元気もなかった人が怒る元気が出たことは良いこと。家族がきつい言葉をかけているから患者が怒るのだ。怒ることは主作用なので薬をやめてはいけない」

「どんなに人格が変わっても薬を飲み続けよ」と強調していたが、こんなことを言って喜ぶのは製薬会社だけだ。つまりこの専門家こそが、「認知症ムラ」の住人、村長さんである。ここまで読まれた方なら容易に想像がつくだろう。

我が国で現在、保険適応になっている4種類の抗認知症薬は、いずれも少量から飲み始めて、2～4倍まで増量する規定になっている。後述するように、厚生労働省は、この増量規定に必ずしも従わなくていいと、少量投与を容認する事務連絡を２０１６年6月１日に出した。しかし医学会は未だ増量時の重大な副作用も、少量でも効果がある人がいることも認めてはいない。たとえばアリセプトの場合、３㎎で始めて2週間後には必ず5㎎に

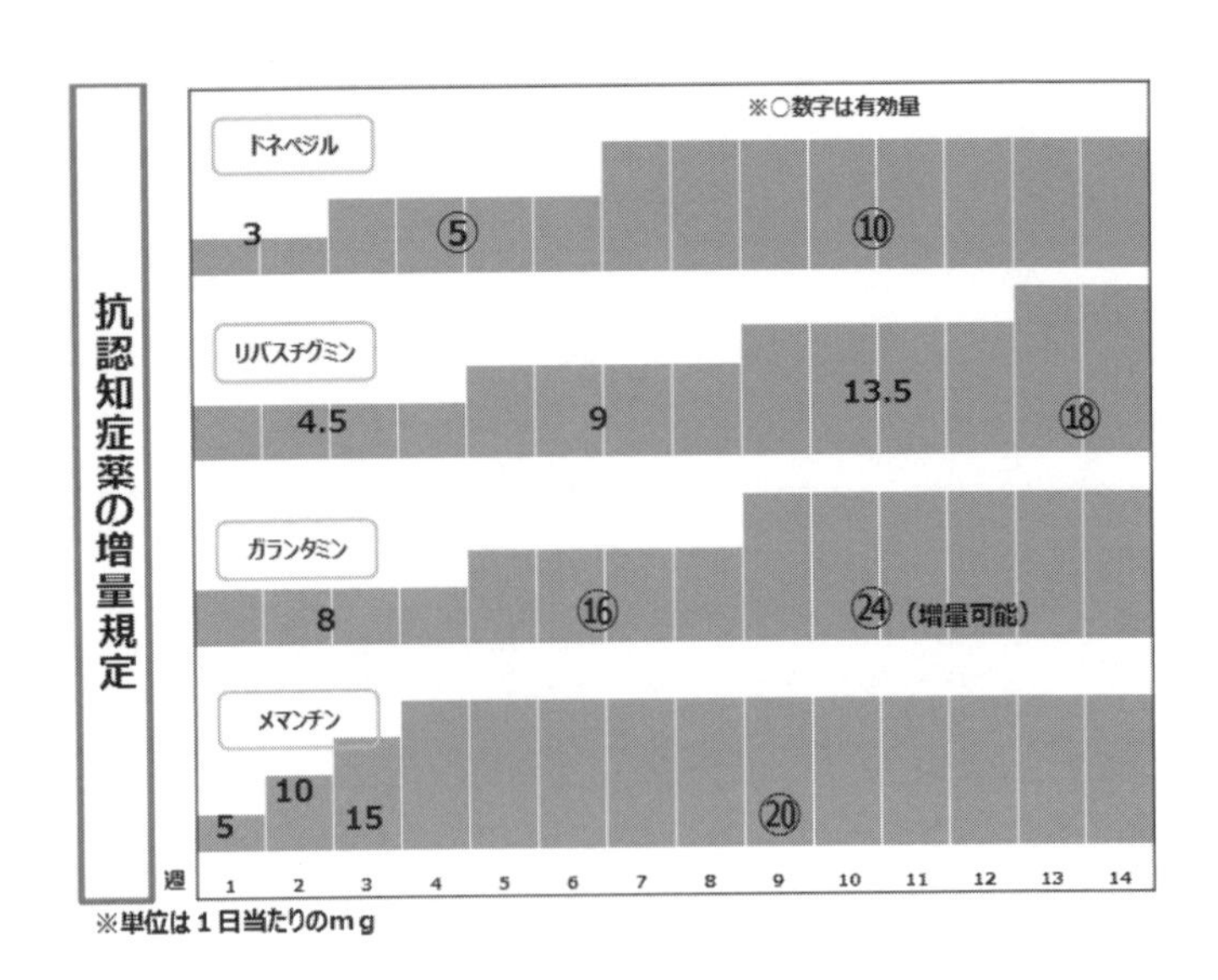

増量しなければならないという規定がある。

3mgで調子が良かったのに、5mgに増量した途端に**興奮**したり、**暴力**を振るったり、歩行障害などが起きて介護負担が増えることを、私たちは現場で少なからず経験する。こんなときは3mgに減量、あるいは中止するのが当然だが、増量規定はそれを許さなかった。

「3mg以下については効果も副作用についてもエビデンス（科学的根拠）がない。エビデンスがない以上、3mg以下で使用して病気が進行してしまった場合、その医師の倫理的責任が問われる」

というのが厚労省や製薬会社の見解だ。県によっては、少量投与では保険で支払われないという地域差があった。

抗認知症薬の少量投与に対する各国保連の対応

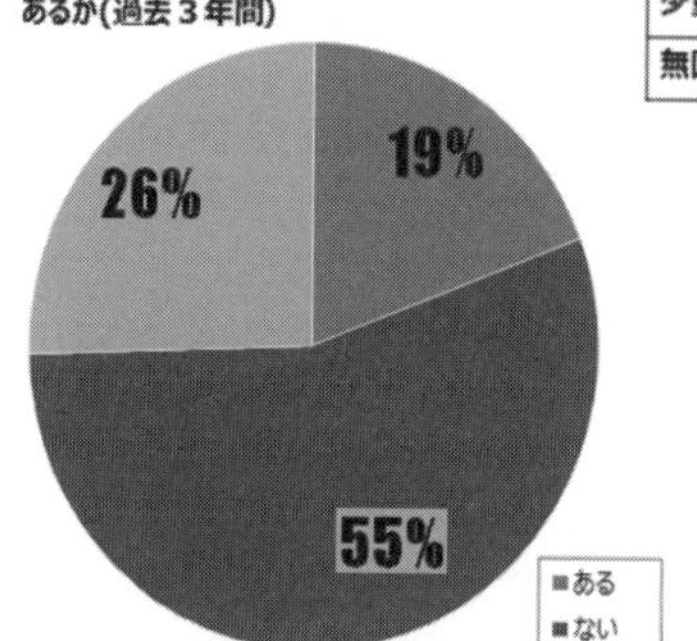

少量投与を認めず	9都道府県
少量投与を認める	26都道府県
無回答	12都道府県

あると答えた都道府県
青森県
千葉県
神奈川県
岐阜県
静岡県
愛知県
兵庫県
島根県
高知県

減量するどころか、「認知症が進んでいる場合は、１日10㎎に増量することができる」という規定があるので、副作用が出ているのに「薬が効いていないのだから10㎎に増量だ！」という考えの医師もいる。

増量すると、さらに怒りやすくなって暴れるので、**セロクエル**（商品名：クエチアピン）と**リスパダール**（商品名：リスペリドン）といった強力な鎮静作用のある抗精神薬が処方される。これを長期投与すると死亡率が高まることがわかっているのに、である。

その結果、**ふらつき→転倒→骨折→寝たきり→食事量低下→胃ろう**、という悪循環に陥ることもある。あるいは暴れるため**精神病院や施設**に入らざるをえなくなることもある。

いったい誰のための抗認知症薬、そして増量規定なのだろうか。

少し認知機能は落ちているものの、ついこの前まで元気だった人が、一気に弱って寝たきりになり、大きな床ずれが生じる。あまりの変わりようにビックリする家族。しかし「アリセプトをやめたい」と家族が懇願しても、「中止も減量もできない。そういうふうに国が決めている」と話を聞かない医師も実際にいる。

私が相談を受けた事例では、強制的にヘルパーが口の中に入れるとか、主治医命令でもあり「やめられない」という介護施設もあった。また処方された薬は1包化してあって、どれがアリセプトかわからないし、薬の管理も詰所で行っていて「はい朝ご飯です、一緒に薬を飲みなさい」と言って、まるで養鶏場のニワトリのように無理やり口の中に入れられるという。家族が薬をやめたいと申し出ても「主治医の先生の指示ですから」と言って聞いてもらえないとのこと。

私は以前、西宮の「つどい場さくらちゃん」代表の丸尾多重子さんと『**ばあちゃん、介護施設を間違えたらもっとボケるで!**』（小社刊）という本で、間違った介護施設と抗認知症薬によって恐ろしい老後の下り坂が待ち構えていることをお伝えした。本書を読んでいる皆さんにだけは、なんとかこの坂を転げ落ちないでほしい。

こんなのおかしい！　そう気がついた家族によって、介護施設から連れられて帰ってく認知症と診断されたものの、まだまだ歩ける人を間違った施設に入れてしまう。

↓

施設が嫌だから、暴れる。

↓

暴れると薬をたくさん処方される。

↓

薬の副作用で、車椅子で1日中ぼーっと過ごす。介護施設は「薬のおかげで、おとなしくなってくれました」と喜ぶ。

↓

運動機能が落ちて、寝たきりになる。

↓

ボケが激しく進み、食べられなくなる。

↓

胃ろうを提案され、まもなく終末期と判断される……。
ここまでたった3カ月！

ることを、私は「脱北」と呼んでいる。

薬で認知症をつくり、**人間の尊厳を奪うことを国が容認しているのだから、「脱北」という言葉を使うしかない。**

私はこれまで何人の認知症の人を脱北させて、決して大げさではなく命を救ってきただろう。脱北した患者さんの薬を中止し、良くなった人は枚挙に暇がない。それだけでも私は医者になった甲斐があった。

このように、抗認知症薬の増量規定はあまりにも問題が多いので、高齢者医療に取り組む医療者やケアマネジャーを中心に「抗認知症薬の適量処方を実現する会」を設立したのが2015年の秋のことだ。

私が代表理事となり、厚生労働省に抗認知症薬の少量処方を認めるよう求めてきた。すると、なんと発会から半年後の2016年6月に、**「少量投与を容認する」**という事務連絡が出た。私たちの声が国に届き、少量投与や最低量以下の投与を国が認めたのである。

しかしこんな重要な情報を、多くの現場の医師や薬剤師はまだ知らない。なぜなら、テレビも大手新聞も、このニュースをほとんど報道していないからだ。もちろんその背景には、製薬会社の広告費などのシガラミがあるだろう。周知までに一定の時間がかかることを差し引いても、まだ認知度は低い。そもそも「**アリセプトには相当な頻度で重い副作用がある**」ということすら知らない医療者が多い。専門家が「副作用は稀でとても安全な薬である」と繰り返し説明しているから、その見解を信じている。アリセプトの機械的増量=最良の認知症医療、であると思っている医者が未だに多い。多すぎる。その専門家とは前述した「おクスリ村」の住人であることが多い。週刊誌に書かれているように製薬会社の宣伝マンになっていることに気がついていない裸の王様に思える。しかし市民のみならず一般の臨床医には専門家の影響力が極めて大きい。

13 医学部教授が薬の宣伝マンに⁉

そもそも医学部の教授とは何者なのだろうか。

かつて医学部の教授といえば、『白い巨塔』の財前教授に象徴される医療界の権力者で畏れ敬われる存在だった。人事権は教授職に集中していた。しかし今はかなり様相が違う。新臨床研修医制度が導入されて以降、医局制度は衰退し、教授の権力は相対的に人事権から薬の採用権に向かう傾向になった。昔は医局の下っ端が遅くまで働いて、偉い人から先に帰っていたのに、今は研修医が最初に帰り、教授が最後まで残って仕事をしている。会議や書類作成、根回し、申請、日々の雑務に追われ、そこに医療事故でもあれば真っ先に矢面に立ち頭を下げなくてはいけない。だから昔と違い、医学部教授になっても良いことなんて何もないよ、と目の下にクマを作りながら愚痴る医者も多い。

そんな中、「教授になって良かったなぁ〜」と実感するのが薬に関する利権であろう。製薬会社のＭＲさんたちが数人、教授室のドアの外で張り付き、米つきバッタのようにぺコペコしてくれるときだという。薬の講演会に出かけるときは彼らが先を争うように、カバン持ちをしてくれる。こうなると勘違いするのが人間である。

そもそも医者は、研修医のときからMRさんの宣伝攻勢にあう。本来は情報担当者として医薬情報を伝え、質問に答えたりすることが本来の仕事だが、自社の薬を売り込むためには何かと医者に便宜を図るわけだ。

私が勤務医だったとき、医局にはいつも製薬会社のMRさんが何人かいた。自戒を込めつつ振り返ると、MRさんが世話を焼いてくれるのが当たり前のような世界だった。現在、公立病院の医師は原則、MRさんとの接触は厳しく制限されている。万一、利益供与があると贈収賄罪になってしまう。しかし法律や業界の規定に触れない範囲での支援は続いている。あるいは研究費や、実質的に薬の宣伝の場となる講演会に形を変えた。医者と製薬会社が近すぎるのは昔とあまり変わらない。傍から見ると医者が製薬会社の宣伝マンとして利用されているのだが、当の大先生がまったく気がついていないのは残念を通り越してむしろ滑稽にすら思える。

新聞や週刊誌に、製薬会社から医学部教授が高額の講演料をもらったことが批難がましく書かれている。本給が1000万円なのに、講演料でも1000万円も稼いでけしからん、といった内容である。
確かに製薬会社から年間1000万円もの講演料をもらう専門家がいるそうだ。しかし、それは医者向けに1回10万円の講演を一年間に百回もしたということだ。1回の講演料10万円というのは妥当な金額だと思うし、不労所得ではなく実労所得だから、ご苦労さまと言いたいところだ。講演回数自体は違法ではない。

しかし教授職の任務のひとつは患者さんの役に立つ研究のはずだが、**いつのまにか製薬会社の片棒担ぎ**になっている。特に高血圧や糖尿病などの生活習慣病薬や抗認知症薬は、非常に患者さんが多いから、市場が大きい。だから製薬会社は、その分野で力をもつ教授や専門家を狙い、その権威を借りることになる。表向きは「学術講演」と銘打っていても実質的には薬の宣伝そのものである講演会が実に多い。

その陰で今日も抗認知症薬の増量規定に苦しめられている人たちが何万人、何十万人もいることは紛れもない事実である。しかし世間には隠ぺいされている。認知症介護の実態を知らないからこそ、NHKで「怒りっぽくなるのは、抗認知症薬が効いている証拠」などと呑気なことが言えるのである。**本人と家族が抗認知症薬をやめたいと言ってもやめさ**

せてもらえない。日本中で繰り広げられているこんな悲劇の背景を、是非みなさんにも知って頂きたい。

14 ガイドライン医療ってなんだ⁉

今、医療の現場では、日本循環器学会、日本消化器病学会、日本糖尿病学会など、いろいろな学会が出している「診療ガイドライン」が日常臨床の大きな拠り所になっている。たとえば高血圧であれば、「血圧が１４０mmHg 以上になったら治療しましょう」とか「若い人では１３０mmHg から治療しましょう」など、さまざまな診断基準や薬の使用指針を決めている。こうした**「ガイドライン医療」**が盛んになってきたのは20年ほど前からだろうか。大半の開業医や勤務医はガイドラインに従った医療をすることが絶対的に良い医療だと信じている。各医学会の「偉い人」の論文や解説などが繰り返し届けられる。それに従わないで何か事故が起きたり、もし訴えられたら裁判で負ける。弁護士は「ガイドラインに従っていない」と医者を責める。

ガイドライン医療の台頭によって、ベテランの医者も駆け出しの医者も「この状態なら、この薬をこう使えばいいのか」と、一定の質が担保された医療、標準化された医療になった。それで医療レベルが揃ってきたのならいいことじゃないか。

たしかに一昔前までは、「ワシのやり方や！」という「経験に基づく医療」が幅をきかせていた。だから、医者によって治療法にかなりの幅があった。そんな経験至上主義ではまずいということで、「科学的根拠に基づく医療」（EBM＝Evidence Based Medicine）という概念が輸入されて30年になる。

EBMの普及には残念ながら負の側面もある。誤解を恐れずに言えば、手づくり医療から定型化されたマニュアル医療へと変質した。患者さんの個別性が軽視されていると感じる。そしてこのやり方なら近い将来、AI（人工知能）に負けるのではないかとすら想像するときがある。機械が詳しい問診をして、命じられた検査結果も機械が判定し、ガイドラインに従った〝最良〟の治療薬も機械が決定する……。

敬愛する桑田佳祐さんの最近の曲『ヨシ子さん』の中で、「EDMたぁ何だよ、ディアフレンズ？　いざ言う時に勃たないヤツかい？」と歌っているが、私に言わせれば「EBMたぁ何だよ、医学会さん？　いざ言う時の責任回避〜？」と口ずさんでもみたくなる。

それは西洋医学の思考回路である「分けて考える」という姿勢の帰結である。医療の世界が臓器別縦割りにより、極端に細分化されたことが大きい。たとえば昔の内科はひとつしかなかったが、やがて循環器内科、消化器内科、呼吸器内科、神経内科、血液内科、内分泌内科などへと分かれていった。今、消化器内科を見れば上部消化管内科（食道・胃・十二指腸など）、下部消化管内科（小腸・大腸など）、肝胆膵内科となり、さらに食道、肝臓、胆嚢、膵臓へと臓器別の分化は加速している。大学ではそれぞれの科に教授がいて、守備範囲は決まっている。究極はたとえば「食道内科」であれば、食道だけ診て胃は診ないというケースがある。逆流性食道炎と胃潰瘍は同じような病態なのだが、科が違えばそれぞれに薬が出される。それが専門医療と称して名医図鑑では讃えられる。近い将来、膝関節の専門家も右膝と左膝で別の科になるんじゃないか、なんて悪い冗談をときどき講演会で言うこともある。

「お隣の科は何をやっているのかわからない」「専門とする臓器しか診ない」という医師の羅針盤は診療ガイドラインである。それぞれの分野の権威とされる専門家が、「こうしなさい」「この薬がいいよ」と親切に示してくれているのだ。だから経験の浅い医師がガイドラインを過信するのも無理はない。

日本一の味を求めてガンコ親父のラーメン店で修行を積むより、チェーン店に加盟してレシピ通りに作ったほうが効率よく儲かるのとどこか似ている。**「医療＝薬」という風潮を強めたのは、このガイドライン医療である気がする。**

「高血圧医療＝薬」「糖尿病医療＝薬」「認知症医療＝薬」、リウマチの治療、パーキンソンの治療、みんな薬、薬、薬……だ。がん医療も「この状況ではこの抗がん剤」と何重にも標準化されている。「病気は薬で治すもの」と疑わない医者も一般の人も少なくない。しかし生活習慣病であれば、本来は薬よりも食事（栄養）と運動のほうを優先すべきはずだが、基本の基本をすっかり忘れている。「食事療法も運動も嫌い。早く薬をくれ」という患者さんを説得するのは大変だ。それならさっさと薬を出しておこうというときに、ガイドラインは非常に便利である。

もうひとつ、医師がガイドラインから離れられない理由がある。**万が一、訴訟になった場合、弁護士は「診療ガイドラインに従っているかどうか」を争点にしてくる。**弁護士は医学の詳細はよくわからないから、「専門家集団である医学会が定めた治療ガイドラインに従っているかどうか」で考える。医師にしてみれば、ガイドラインさえ守っていれば訴えられないだろうという防衛意識も働く。

そもそも薬物治療ガイドラインはそれぞれの医学会の専門家が作っている。たくさんの医学論文が根拠になっている。だいたい2年〜数年ごとに改定され、新薬が出るたびに製薬会社に配慮してか、たいてい全部ガイドラインの上位に入っていく。しかし医学研究には多額の研究費が必要だ。国からの研究費である〝科研〟だけでは到底足りないので、製薬企業からの研究費が国公立の医学部でも頼みの綱になっている。つまりガイドラインは製薬企業からの多額の研究費を基礎にできている。事実、大学や基幹病院には、年間に何百、何千万円単位の研究費が入る。もちろんそれは個人宛ではないので、それぞれの医師は利益相反規定に違反はしていない。

もっとも、製薬会社と医療界は、本来は協働関係、共に働く、協調して働く関係が望ましい。患者さんの利益を追求するために創薬側と臨床現場が密接に情報交換すべきである。しかし多額の資金提供を受けていると、そこは人間の社会である。多くの医師はどうしてもスポンサーの利益に多少なりとも気を使うことになる。

臨床現場と製薬会社の情報交換は大事だし、学問に研究費は必要だ。適切な研究費を受け取っても、利益相反のない研究を行うことが望まれるが……。理想論なのかもしれない。ただ、あまりにも製薬会社の利益追求の片棒を担いでいることが問題なのだ。

大きく報道された**「ディオバン事件」**では、製薬会社の社員が身分を隠して、降圧剤「ディオバン」の優位性を確認する研究に加わっていた。研究に参加する大学には製薬会社から多額の寄付金が渡り、データの捏造（ねつぞう）が行われていたという。逮捕者まで出る事件になったが、実は氷山の一角ではないのか。大なり小なり、多くの薬がディオバン事件まがいのことがあると想像する。これは薬の治験に一度でも参画したことがある医師であれば知っているだろう。現在の医療界はあまりにも製薬マネーに依存しすぎていることを。「例外や特殊な事例じゃないか」と思う人もいるだろう。しかし、週刊誌で報道されることは本当だと思う。33年も医者をやっていると、医療界と製薬会社の過度な癒着には、あまりにも倫理的な問題が多いと感じる。

2016年10月、大阪で浜六郎（はまろくろう）医師が主宰する**「薬害はなぜなくならないか」**というシンポジウムが開催され、全国から薬害の研究者や弁護士、そして当事者や家族・遺族たちが集まり、さまざまな議論が熱心になされた。

たとえばタミフルや子宮頸がんワクチンなど身近な薬が取り上げられた。また司法の判断がいかにいい加減なものであるのかも解説された。しかしそうした極めて重要なイベントがマスコミや医学界で報道されることはない。大手メディアの有力スポンサーである製薬会社から大きな圧力がかかるからである。薬に関しては、本当の情報が国民に届きにくいのが現状である。

15 「薬のやめどき」は誰も研究していなかった！
〜エビデンス主義という病〜

高血圧に関する講演会に参加したときのこと。その世界で一番偉い先生が講演され、その日のスポンサーである製薬会社の降圧剤について、聞いている方が恥ずかしくなるような露骨な宣伝を繰り返し話された。講演が終わり、一番前に座っていたある開業医がこんな質問をした。

「先生、降圧剤は死ぬまで飲むんでしょうか？」

極めて単純な、素人のような質問に、偉い先生は一瞬凍りつき言葉に詰まった。それまで流暢に喋っていたのに、急に黙り込んでしまった。一呼吸おいて口を開いたとき、彼はなんと言ったか？

「うーむ、それは非常に難しい問題だ。私はこれまでずっと降圧剤は一生飲むものだと思っていた。しかし最近、いろんな本を読んで（まさか私の本を読んだのだろうか……）、**もしか**

したら降圧剤にはやめどきがあるんじゃないかと考えるようになったばかりだ。しかしそれ以上は何もわからない」と。

著名な専門家からこんな言葉が出てきたことに私は驚いた。心の中で「おいおい、やめどきがあるに決まっているやないか！」と叫んでいた。しかしいくら専門家といってもそんなレベルであることが確信できた。

100歳を超えて痩せて寝たきりの人の血圧は、若い頃よりずっと下がり100前後しかない。こんな人への降圧剤は、もうやめたほうがいいに決まっている。しかしそれでも一旦高血圧と診断したら、死ぬまで降圧剤を飲ませるものだと、その偉い先生も信じていたのである。

私は糖尿病専門医を対象に「インスリンのやめどき」という講演を2回ほどしたことがある。冒頭に「インスリンをいつまで使うべきと考えますか？」と聞くと、**「死ぬまで」**と答えた専門医が少なからずいた。では「インスリンを打ちながら死ぬ人を診たことがありますか？」と問うと、誰も手を挙げなかった。当院に病院から研修に来る若い医者に尋ねても同様に「死ぬまで打つ」という答えが返ってくる。

もちろん「死ぬまで」インスリンを打つ必要などあるはずがない。死ぬ前はみんな、痩せて小さくなる。**〝平穏死〟が迫った高齢者は食べる量が徐々に減り、痩せて枯れていく。**これは自然の摂理だ。それなのに多くの専門医が「死ぬまで」と答える理由は、枯れていくことも老衰の自然経過も見たことがないからなのだろうか。あるいは、〝やめどき〟ということを一度も考えたことがないからなのか。しかし私のような町医者をわざわざ呼んでくれて、こんな主張を熱心に聞いてくれる専門医は偉いなあとも思い、感謝した。

以前、寝たきりの胃ろう栄養で、肺炎にかかり病院に入院したら、血糖が高いと言われ、インスリンの4回打ちで、在宅に帰ってきた要介護5の高齢者がいた。初めて訪問したとき、「なんじゃこりゃー！」。

私は松田優作のように叫んだ。インスリンを打たなければいけないぐらい血糖が高ければ、注入する栄養剤の量を減らせばいいだけではないか。また一日4回のインスリンという指示だが、いったい誰が打つねん？　と思う。病院なら看護師さんが打てても、独居なので看護師は毎日も入れないし、ヘルパーさんは打てない。まさに血糖値だけ診て生活は診ない（診れない）。それが専門医なるものだろう。元気に通院できるときはいいが、いつか胃ろう→寝たきりとなれば、かなりおかしなことが起きてくる。しかし血糖値しか診ていないので「おかしい」ことに気がつかない。生活に想いを馳せる想像力が欠如している。

あるいは要介護5で寝たきりの本人を動かすのが大変なので、家族だけが大病院に何年間もお薬受診を続けていたケースも見たが、町医者に任せてくれたらなあと思った。

医療には「やめどき」という概念があること自体、ほとんどの医者が知らない。いや、考えたこともない領域なのか。みんな始めることと続けることばかり研究している。薬のやめどきの具体的なタイミングや、あるいはやめ方などに関しては誰も研究したことがない領域である。いや、領域という言葉を使うだけでも怒られるかもしれない。

というのも私が「薬にはやめどきがある」を主張していると、よく「エビデンスを出せ」と怒る医者がいるからだ。また〝エビデンス〟という言葉の意味を知らない新聞記者ほど、この言葉を多用する傾向がある。〝エビデンス〟という言葉をまるで金科玉条のように信じている。あるメディアの医療サイトを毎回、自由に書かせてもらっていたのだが、あるとき、こころの病のことを書いた流れで「医療とは愛である」と書いたら、編集長から怒られたことがあった。

「先生、愛のエビデンスをちゃんと示してくださいよ。ウチではエビデンスがないものは掲載できません」ときた。私は絶句した。

そして今回の「やめどき学」という前人未踏の領域に、エビデンスなどあるはずがない。

しかももしエビデンスという言葉を知っているのなら、もう一歩踏み込んで、〝エビデンスレベル〟という言葉を知ってほしい。

エビデンスの有無ではなく、エビデンスレベルで考えるのが基本中の基本である。

たとえば「ある健康食品を飲んだらがんが治った人がいる」という話を巷で聞く。多くの人は直感で「たまたまではないか」と眉唾（まゆつば）だと思う。そう、因果関係はよくわからない。こうした一例報告では何もわからないので、もっと数を増やして統計を取って考えよう、となる。そして〝統計学的に検討して有意差があること〟をそう呼んでいるだけであり、平たく言えば、「95％以上は正しいであろう」という程度だ。裏を返せば5％の例外があるかもしれない、ということになる。

そしてエビデンスではなく、エビデンスレベルこそが医療の基礎である。

エビデンスレベルが高いと認められているのは、比較対照群をAとBのふたつに無作為に分けて、A群B群のどちらが試験薬でどちらが偽薬（プラセボ）かわからないようにして、効果を比較する**RCT**（＝Randomized Controlled Trial：無作為化比較試験）だ。被試験者（薬を飲む人）だけでなく、試験者（研究者）たちも自分が扱っているのが試験薬のか偽薬なのかを隠した二重盲検試験で行う。

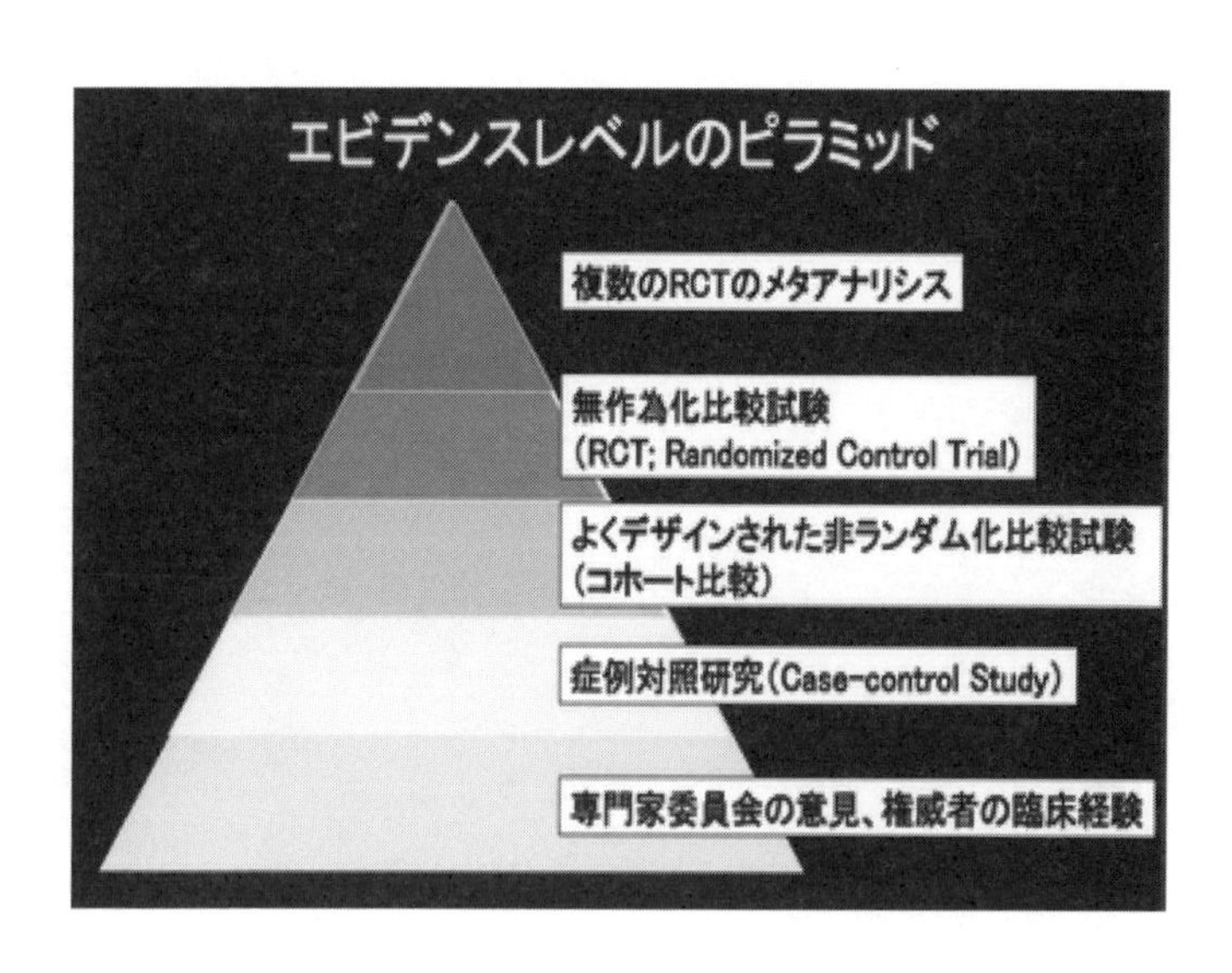
エビデンスレベルのピラミッド
複数のRCTのメタアナリシス
無作為化比較試験
(RCT; Randomized Control Trial)
よくデザインされた非ランダム化比較試験
(コホート比較)
症例対照研究(Case-control Study)
専門家委員会の意見、権威者の臨床経験

こうした**RCTによって得られた複数の研究の結果を統合して、統計解析するメタアナリシス（メタ解析）**を経たものが、もっともエビデンスレベルが高いとされている。エビデンスとは決して「絶対的な証拠」とか「宇宙の真理」などではない。**「確率に基づいた仮説」**くらいに考えておいたほうがいい。「三角形の内角の和は180度」とか「万有引力を記述するアインシュタイン方程式」などは、宇宙のどこに行っても、100万年前だろうが1億年先だろうが普遍的真理であろう。

しかし**人間を対象にした臨床研究において、エビデンスと呼ばれるものはそうした〝真理〟と決して同列ではない。**薬の効き方はあなたと私で、一定の幅にある確率で入るけれども大きく外れる場合もある。だから「確率に基づいた仮説」にすぎない。エビデンスは十分参考にはなるけれども、決して絶対的な真理ではない。またエビデンスが示せないものはみんなダメということにもならないことをご理解頂きたい。

だから本書の主題である薬のやめどきに関しては、本来なら「やめた人」と「やめなかった人」をRCTで検討しなければいけないのだが、日本ではとても実施できない。

下町で総合診療を掲げる臨床医として、生活習慣病も、がんも、認知症も、誰よりもたくさんの患者さんを診てきたつもりだ。しかし能力がないため、うまくデータ化できないけれども、薬をやめたり、減らしたりしたことで、明らかに良くなる患者さんが多数いることをお伝えしたい。

もしも、私のクリニックに10種しか薬を置けなかったら…

『週刊現代』を読まれた人の中には、長尾が薬を全否定していると思った人がいるかもしれない。しかし人を幸せにする薬もいくらでもある。もちろん反対の薬もある。

要は使いようだ。もし私が無医村ないし無医島にドクター・コトーのように赴任するのであれば、次の薬を持って行く。これらは村人や島民に必要だと私が考える究極の10種類である。そしてもし叶うならば、この10種類だけで尼崎で町医者をやってみたい。もちろん院内処方なので待ち時間もなく、なにより安い。それが私の老後の夢である。

もしも私のクリニックに10種しか薬が置けなかったら、私はこの薬を残す！

1　降圧剤　アムロジン

2　糖尿病薬　メトグルコ

3　風邪薬　麻黄附子細辛湯

4　痛み止め　ロキソニン

5　睡眠薬　マイスリー

6　利尿剤　ラシックス

7　抗生物質　サワシリン

8　抗炎症薬　プレドニン

9　胃薬　タケプロン

10　疼痛緩和薬　モルヒネ製剤

もしも、無人島で暮らすことになり10種薬が持ち込めるとしたら…

さらに挑戦的なことを書こう。もし私自身が無人島にロビンソン・クルーソーのように死ぬまでたったひとりで暮らすとして島に持ち込める薬10個を選んでみた。いわば個人的嗜好で選ぶ10個である。前項と話が少し違ってくる。幸か不幸か、私は生活習慣病はない（気がついていないだけかもしれないが）。しかし気が弱く孤独が苦手なのでストレスになる。がんになってもたったひとりだから、検査も治療もできないので、こんなラインナップになった。みなさんもかかりつけ医にこうした10品目を聞いてみればどうだろうか。医者選びのリトマス試験紙になるかもしれない。現在は町医者として日々、数百種類の薬を扱っているが、済まそうと思うならばこの程度で済ますことができるのではないか。

もしも無人島で暮らすことになり10種だけ薬を持ち込めるとしたら、私はこれを持って行く！

1　睡眠薬　レンドルミン

2　安定剤　リーゼ

3　かゆみ止め　プレドニン

4　痛み止め　ロキソニン

5　痛み止め　モルヒネ

6　胃薬　タケプロン

7　抗生物質　クラビット

8　抗生物質　サワシリン

9　栄養剤　ラコール

10　自殺をするための毒薬

あとがき　もしかして、専門家が、もっともヤバイ!?

私の知り合いに90歳を超えているが、生まれてこの方、一度も医者にかかったことがないジロウさん（仮名）という男性がいる。もちろん生来、薬も飲んでいない。

しかも学習塾の現役の先生として、日々、深夜まで受験生を教えており、なんとバイクで通勤している。医療保険料や介護保険料はちゃんと払い続けているが、保険のお世話に一切なることのないまま、めでたく卒寿を迎えた。

先日、市役所の保険課の部長が、いきなりジロウさんの家にやってきた。ご本人が出て対応したが、「あなたがジロウさんですか？　えっ？　本当にご本人ですか？」と何度もしつこく確認して、首を傾げて帰って行ったという。

どうやら数年前、東京などで起きた親の年金受給目当ての「まだ生きていることになっているけど、本当はミイラ化していた事件」を疑われたようだった。

医療費や介護費のレセプトが生来ゼロなので、お役所から（そんな人はその街にはひとりしかいなかったという）怪しまれたのだろう。

確かに90歳を超えて、一度も医者や介護保険のお世話になったことのない人なんて、日本全国探し回っても、そうそういないだろう。極めて珍しい存在である。ジロウさんの生活歴を調べて、私なりにその理由を考えてみた。

大正生まれのジロウさんがなぜ、薬や検査と一切無縁のまま、しかも元気で現役で、90歳を超えられたのか。

一言で言うなら、ストレスフリーの、マイペース生活と徹底した自己管理の結果であろう。ジロウさんは、無頓着な生き方をしてきたわけではない。むしろ逆で、病気や健康法について、若い頃よりとても熱心に勉強している。書籍だけでなく、NHKの健康番組はすべて観ているという。そこで得た健康法を、自分なりにアレンジして実行し続けた結果、たまたま90歳を超えてしまっただけなんだよ、たまたまね、と謙遜されていた。

ジロウさんのライフスタイルは、一般常識からは大きくズレているので、一見不節制に見える。たとえばバイクで自宅に帰宅するのは、毎日深夜2時を過ぎるという。ときに検問でひっかかると、警察官はジロウさんの免許証の年齢を確かめ、もう一度、彼の顔をしげしげと覗き込んで、驚くという。

こんな夜更けに、90の爺さんがなんでバイクに乗っているんだ！と。

しかしそれが、彼にとって心地良い生活ペースなのだ。実に淡々と、しかし確実にお薬とは無縁の人生を送っておられる。本書のテーマである多剤投与とは、まったく対極の世界で人生を謳歌されている。

もちろん誰もがジロウさんのようになれるわけではない。

しかし「無理のない養生法」には見習う点が実に多い。もし誰もが医者や薬とは無縁になったら、医者も製薬会社も、みな廃業になる。

だからジロウさんのような人は、医療界には不都合な存在だろうが、「薬と無縁で元気で長生き」は十分可能であることを伝えるため、あえて極端な例をご紹介した。市井にはこのような無名の健康長寿者がたくさんおられる。そのほとんどが、多剤投与とは無縁の人達である。たったそれだけの事実に、医者はしっかり向き合うべき時代であると思う。

この数年、千を超える講演依頼を受けてきた。テーマはがんや認知症や終末期医療など。市民講座もあれば専門医限定の医学会もあった。

たとえ聴衆が変わっても、ほぼ同じ趣旨の話をするようにしてきた。

人生の最終章の医療は、あえてプロもアマも素人も同じ土俵で考えることが大切だ、という信念もある。たとえば、抗がん剤や抗認知症薬の「やめどき」について2時間も話すと、一般の市民はとても納得され、感謝もされる。自分の時間を犠牲にしても、「遠くまで講演に来て本当に良かったなあ」と心底思う。

しかし専門医向けの場合はどうかというと、首を傾げたり、無反応であることが多く、講演が終わった後に、がっかりしたり後悔することもあった。

というわけで、「人生の最終章における医療」というテーマで5年間の〝全国行脚〟を終えた今、正直な感想を申せば、「このテーマは医者よりも、患者さんや一般市民のほうが深く考えているのではないか？」ということである。さらに言うなら、「もしかして、専門家がもっともヤバい!?」という肌感覚である。

もしかすると本書に対しても、おそらく同じ反応であろうか。

今まで誰も書かなかった、いや恐ろしくて書けなかったのかもしれない前人未到のテーマに挑んでみた。今年の思索の総決算のつもりで書いた。3年前に上梓した『抗がん剤

10の「やめどき」』（日本のみならずアジアでも多くの人に読まれている）の生活習慣病薬バージョンとも言えるのが本書だ。

身の程知らずの蛮行なのかもしれない。市民や医師にどう受け止められるのか、いささかの不安はある。しかし、あえて今、世に問いたい。

薬は、幸せな人生に、どこまで役に立つのか。
そのためには、やめどきを間違えないことだ。

もし異論があれば是非、メールで寄せて欲しい。改めるべきところは改めたい。薬の「やめどき学」というデリケートなテーマなので、社会的責任は重い。今回はお薬に限定して述べたが、叶うならばいずれは「医療のやめどき」についても書きたいと密かに願っている。「この本を読んで人生が良い方向に変わりました」という人が、ひとりでもふたりでもいれば、私の目的は達せられる。

そして90歳のジロウさんに、みなさんも少しでも近づいて欲しい。

２０１６年師走　長尾和宏

謝辞　本書の企画・編集において多大なお世話になったブックマン社編集長の小宮亜里氏に感謝致します。また薬について勉強するきかっけを与えて頂いた、『週刊現代』さま、日本医事新報社さまの関係各位にも感謝を申し上げたい。

分類	薬物（クラスまたは一般名）	代表的な一般名（商品名）（全て該当の場合は無記載）	対象となる患者群	主な副作用・理由
糖尿病薬	チアゾリジン薬	ピオグリタゾン（アクトス）	すべての高齢者	骨粗鬆症・骨折（女性）、心不全
	α - グルコシダーゼ阻害薬	アカルボース（グルコバイ）、ボグリボース（ベイスン）	すべての高齢者	下痢、便秘、放屁、腹満感
	SGLT2 阻害薬	すべての SGLT2 阻害薬	すべての高齢者	重症低血糖、脱水、尿路・性器感染症のリスク
インスリン	スライディングスケールによるインスリン投与	すべてのインスリン錠剤	糖尿病の高齢者	効果が弱く、低血糖のリスクが高い。
過活動膀胱治療薬	オキシブチニン（経口）	オキシブチニン（ポラキス）	すべての高齢者	尿閉、認知機能低下、せん妄のリスクあり。口渇、便秘の頻度高い。
	ムスカリン受容体拮抗薬（ソリフェナシン、トルテロジン、フェソテロジン、イミダフェナシン、塩酸プロピベリン、オキシブチニン経皮吸収型）	ソリフェナシン（ベシケア）、トルテロジン（デトルシトール）、フェソテロジン（トビエース）、イミダフェナシン（ウリトス、ステーブラ）、オキシブチニン経皮吸収型（ネオキシテープ）、プロピベリン（バップフォー）	すべての高齢者	口渇、便秘、排尿症状の悪化、尿閉、認知機能低下の可能性がある。
	β3アドレナリン受容体刺激薬	ミラベグロン（ベタニス）	過活動膀胱の高齢者のうち心血管系の合併症を有するもの	便秘、高血圧、不整脈（QT 延長、心室性不整脈の恐れ）
前立腺肥大症治療薬	酢酸クロルマジノン	クロルマジノン（プロスタール）	前立腺肥大症の高齢者	心不全、血栓症、劇症肝炎、血糖の悪化、性機能障害など
非ステロイド性抗炎症薬（NSAIDs）	NSAIDs	すべての NSAIDs	すべての高齢者	腎機能低下、上部消化管出血のリスク

分類	薬物（クラスまたは一般名）	代表的な一般名（商品名）（全て該当の場合は無記載）	対象となる患者群	主な副作用・理由
β遮断薬（カルベジロールを除く）	非選択的β遮断薬	プロプラノロール（インデラル）、カルテオロール（ミケラン）、ボピンドロール（サンドノーム）など	気管支喘息、COPD	呼吸器疾患の悪化
α遮断薬	受容体サブタイプ非選択的α1遮断薬	テラゾシン（バソメット）、プラゾシン（ミニプレス）、ウラピジル（エブランチル）、ドキサゾシン（カルデナリン）など	すべての高齢者	起立性低血圧、転倒
第1世代H1受容体拮抗薬	H1受容体拮抗薬（第1世代）	すべてのH1受容体拮抗薬（第1世代）	すべての高齢者	認知機能低下、せん妄のリスク、口渇、便秘
H2受容体拮抗薬	H2受容体拮抗薬	すべてのH2受容体拮抗薬	すべての高齢者	認知機能低下、せん妄のリスク
制吐薬	制吐薬（メトクロプラミド、プロクロルペラジン、プロメタジン）	メトクロプラミド（プリンペラン）、テルペラン（ペラプリン）、プロクロルペラジン（ノバミン）、プロメタジン（ピレチア、ヒベルナ）	すべての高齢者	ドパミン受容体遮断作用によりパーキンソン症状の出現・悪化が起きやすい。
糖尿病薬	スルホニル尿素（SU）薬	クロルプロパミド（アベマイド）、アセトヘキサミド（ジメリン）、グリベンクラミド（オイグルコン、ダオニール）、グリメピリド（アマリール）	すべての高齢者	低血糖とそれが蔓延するリスク
	ビグアナイド薬	ブホルミン（ジベトス）、メトホルミン（メトグルコ）	すべての高齢者	低血糖、乳酸アシドーシス、下痢

使用法のリスト（長尾版）

分類	薬物（クラスまたは一般名）	代表的な一般名（商品名）（全て該当の場合は無記載）	対象となる患者群	主な副作用・理由
睡眠薬	ベンゾジアゼピン系睡眠薬・抗不安薬	フルラゼパム（ダルメート、ベノジール）、ハロキサゾラム（ソメリン）、ジアゼパム（セルシン、ホリゾン）、トリアゾラム（ハルシオン）、エチゾラム（デパス）など	すべての高齢者	過鎮静、認知機能低下、せん妄、転倒・骨折、運動機能低下
抗パーキンソン病薬	パーキンソン病治療薬（トリヘキシフェニジル、ビペリデン）	トリヘキシフェニジル（アーテン）、ビペリデン（アキネトン、タスモリン）	すべての高齢者	認知機能低下、せん妄、過鎮静、口渇、便秘、排尿症状悪化、尿閉
ステロイド	経口ステロイド薬	プレドニゾロン（プレドニン）	慢性安定期のCOPD患者	呼吸筋の筋力低下および呼吸不全の助長、消化性潰瘍の発生
抗血小板薬	抗血小板薬	アスピリン（バイアスピリン）、クロピドグレル（プラビックス）、シロスタゾール（プレタール）	心房細動患者	抗凝固薬の方が有効性が高い。失血リスクは同等
	アスピリン	アスピリン（バイアスピリン）	上部消化管出血の既往のある患者	潰瘍、上部消化管出血の危険性を高める。
	複数の抗血栓薬の併用療法		すべての高齢者	出血リスクが高まる。
ジギタリス（狭心症薬）	ジゴキシン	ジゴキシン（ジゴシン、ジゴキシン）	0.125mg/日で使用の高齢者	ジギタリス中毒
利尿薬	ループ利尿薬	フロセミド（ラシックス）など	すべての高齢者	腎機能低下、起立性低血圧、転倒、電解質異常
	スピロノラクトン	スピロノラクトン（アルダクトンA）	すべての高齢者	高カリウム血症

「やめどき」を考慮するべき薬物もしくは

〈日本老年医学会による「高齢者に対して特に慎重な投与を要する薬物のリスト」より

分類	薬物（クラスまたは一般名）	代表的な一般名（商品名）（全て該当の場合は無記載）	対象となる患者群	主な副作用・理由
抗精神病薬	抗精神病薬全般		認知症	脳血管障害と死亡率の上昇
			てんかん発作	発作の閾値低下のリスク
			失神	低血圧、徐脈
	抗精神薬（クエチアピンを除く）	クエチアピン（セロクエル）以外	パーキンソン病	ドパミン受容体遮断作用によりパーキンソン症状を出現・悪化しやすい。
	定型抗精神薬	ハロペリドール（セレネース）、レボメプロマジン（レボトミン、ヒルナミン）など	認知症	錐体外路症状、過鎮静、認知機能低下、口渇、便秘、誤嚥性肺炎
	非定型抗精神病薬	リスペリドン（リスパダール）、オランザピン（ジプレキサ）、アリピプラゾール（エビリファイ）	糖尿病	血糖値上昇のリスク
	オランザピン	オランザピン（ジプレキサ）	狭隅角緑内障、尿閉、便秘	これらの身体症状を悪化させるリスク
抗うつ薬	抗うつ薬全般		てんかん発作	発作の閾値を下げる。
			緑内障	緑内障の悪化
			心血管疾患	心血管疾患の悪化
	抗うつ薬（SSRIを除く）	アミトリプチリン（トリプタノール）、マプロチリン（ルジオミール）	前立腺肥大症	抗コリン作用やノルアドレナリン再取り込み阻害作用により症状悪化・尿閉のリスク
	三環系抗うつ薬	アミトリプチリン（トリプタノール）、クロミプラミン（アナフラニール）、イミプラミン（トフラニール）など	すべての高齢者	認知機能低下、便秘、口渇、誤嚥性肺炎、排尿症状悪化、尿閉

著者プロフィール
長尾和宏（ながお・かずひろ）
医学博士。医療法人社団裕和会理事長。長尾クリニック院長。一般社団法人 日本尊厳死協会副理事長・関西支部長。日本慢性期医療協会理事。日本ホスピス在宅ケア研究会理事。全国在宅療養支援診療所連絡会理事。一般社団法人 エンドオブライフ・ケア協会理事。一般社団法人 抗認知症薬の適量処方を実現する会代表理事。関西国際大学客員教授、東京医科大学客員教授。
●個人ブログ「Dr. 和の町医者日記」は、人気ブログランキング医師部門ほぼ1位をキープ　http://www.nagaoclinic.or.jp/doctorblog/nagao/
●産経新聞兵庫版に「Dr. 和の町医者日記」を毎週連載中
●日本医事新報、医療タイムス等に毎月連載中
Mail: koho@nagaoclinic.or.jp

薬のやめどき

2016年12月30日　初版第一刷発行

著者　長尾和宏

カバーデザイン　アキヨシアキラ
本文デザイン　谷敦（アーティザンカンパニー）
協力　五反田正広

編集　小宮亜里

発行者　田中幹男
発行所　株式会社ブックマン社
〒101-0065　千代田区西神田 3-3-5
TEL 03-3237-7777　FAX 03-5226-9599
http://bookman.co.jp

ISBN 978-4-89308-874-1

印刷・製本：凸版印刷株式会社